U1069916

心脏能量代谢：临床视角

主编 [加] 盖里·D. 罗布斯查克（Gary D. Lopaschuk）
[意] 马里奥·马尔齐利（Mario Marzilli）

主译 韩雅玲 胡大一

科学技术文献出版社
SCIENTIFIC AND TECHNICAL DOCUMENTATION PRESS
·北京·

版权登记号 01-2019-3837

图书在版编目（CIP）数据

心脏能量代谢：临床视角 /（加）盖里·D. 罗布斯查克，（意）马里奥·马尔齐利主编；韩雅玲，胡大一主译. 一北京：科学技术文献出版社，2019.7

书名原文：Cardiac energy metabolism: a clinical perspective

ISBN 978-7-5189-5684-5

Ⅰ. ①心… Ⅱ. ①盖… ②马… ③韩… ④胡… Ⅲ. ①心脏一能量代谢一研究②心绞痛一诊疗 Ⅳ. ①R331.3 ②R541.4

中国版本图书馆CIP数据核字(2019)第123423号

书　　名：心脏能量代谢：临床视角
主　　编：[加] 盖里·D. 罗布斯查克（Gary D. Lopaschuk）
　　　　　[意] 马里奥·马尔齐利（Mario Marzilli）
主　　译：韩雅玲　胡大一
总 策 划：刘伟鹏
责任编辑：彭　玉　陈　安
装帧设计：张海雪
编辑·策划：魏苏宁
出 版 者：科学技术文献出版社
地　　址：北京市复兴路15号　邮编 100038
版　　次：2019年7月第1版　2019年7月第1次印刷
印 刷 厂：北京天恒嘉业印刷有限公司
开　　本：150×210　1/32
字　　数：98千
印　　张：3.125
书　　号：ISBN 978-7-5189-5684-5
定　　价：68.00元
策划执行：布克（北京）文化传播有限公司
团购电话：+86-10-51284280　87952148

参与编者

Lionel H. Opie, MD, DPhil
Hatter Institute for Cardiovascular Research in Africa
University of Cape Town Medical School
Anzio Road
Observatory, Cape Town 7925 - South Africa

William C. Stanley, PhD
Discipline of Physiology
Sydney Medical School
Anderson Stuart Building, F13
University of Sydney
Sydney, NSW 2006 - Australia

J. Eduardo Rame, MD, MPhil
Cardiovascular Institute
University of Pennsylvania
2 East Perelman Center for Advanced Medicine
3400 Civic Center Boulevard
Philadelphia, PA 19104 - USA

Gary D. Lopaschuk, PhD
Cardiovascular Research Centre
Mazankowski Alberta Heart Institute
423 Heritage Medical Research Center
University of Alberta
Edmonton, T6G 2S2 - Canada

Giacinta Guarini, MD
Cardiovascular Medicine Division
Cardiothoracic and Vascular Department
University of Pisa
Via Paradisa, 2, 56100 Pisa - Italy

Mario Marzilli, MD, PhD
Cardiovascular Medicine Division
Cardiothoracic and Vascular Department
University of Pisa
Via Paradisa, 2, 56100 Pisa - Italy

全体译者名单

柴大军	福建医科大学附属协和医院
董建增	首都医科大学附属北京安贞医院、郑州大学第一附属医院
蒋　峻	浙江大学医学院附属第二医院
李　毅	北部战区总医院
刘　斌	吉林大学第二医院
钱菊英	复旦大学附属中山医院
曲　鹏	大连医科大学附属第二医院
苏　晞	武汉亚洲心脏病医院
陶剑虹	四川省人民医院
陶　凌	空军军医大学（第四军医大学）西京医院
魏　盟	上海市第六人民医院
张　力	浙江大学附属第一医院
张瑞岩	上海交通大学医学院附属瑞金医院
周玉杰	北京安贞医院

编者按：心脏能量学

Gary D. Lopaschuk
Mario Marzilli

心脏的能量需求极大，必须持续产生大量三磷酸腺苷（ATP）以维持其收缩功能。事实上心脏并无ATP储备，倘若心肌ATP的合成停止，则心脏将在数秒内丧失收缩功能。为满足这种能量需求，心脏会摄取多种能量底物（其中脂肪酸和碳水化合物是心脏优先选择的能量来源）。为了燃烧这些能量底物，心脏需大量氧气支持线粒体的氧化磷酸化（心脏ATP的主要来源）。该能量生成过程受到高度调控，因而心脏能够快速适应工作负荷、营养状态和激素状态的变化，从而满足自身的能量需求。心脏的能量生成包括以下几个步骤：（1）心肌细胞摄取氧气和底物；（2）线粒体摄取氧气和底物；（3）线粒体内生成高能磷酸键（ATP）；（4）ATP转移至细胞收缩装置和其他消耗能量的细胞器。这些步骤的任何异常和/或功能障碍均可能导致重要细胞功能活动中所需能量不足。能量生成减少可严重损害心脏功能，若未能及时纠正，可能导致心肌细胞死亡。心脏局部能量供应和代谢需求的不平衡可导致临床缺血性心脏病（全世界范围内致死和致残的主要疾病之一），而心脏能量代谢的弥漫性改变则导致心力衰竭（也是一种非常常见的心脏病）这种想法很有吸引力。事实上，心力衰竭的主要原因即是缺血性心脏病。在糖尿病、肥胖和肥厚型心脏病中心脏能量代谢也会改变，最终导致心脏收缩功能受损。

由于心脏能量代谢的变化可促进心脏病的发生发展，所以有理由相信，对心脏能量代谢的优化可能是心脏病的一个治疗靶点。在本书《心脏能量代谢：临床视角》中，多位心脏能量代谢领域的专家对以下内容进行全面综述：

心脏的能量代谢调控、能量代谢的变化如何诱发心脏病，以及如何将能量代谢优化作为一种加以利用的新方法治疗心脏病。其中包括了 Lionel Opie 博士编写的一个章节，他对心脏如何在正常情况下获得能量，以及脂肪酸和碳水化合物之间作为心脏能量来源的重要相互作用进行探讨。其后，William Stanley 博士就糖尿病、高血压、衰老和心脏肥大对心脏能量代谢的影响进行全面阐述。J. Eduardo Rame 博士探讨心力衰竭中心脏能量代谢的复杂变化。Gary Lopaschuk 博士接着描述急性和慢性心肌缺血在心脏能量代谢变化中的重要作用，Giacinta Guarini 博士则探讨了线粒体功能障碍在此过程中的重要作用。Mario Marzilli 博士在最后一章中强调如何将心脏能量代谢的调节作为多种不同类型心脏病的治疗策略。

我们希望本书有助于理解能量代谢的变化在心脏病发生中的核心作用，以及直接调控心脏能量代谢在心脏病（包括缺血性心脏病和心力衰竭）治疗中的潜在应用。

缩写和简称

ACC	乙酰辅酶A羧化酶
ACS	急性冠状动脉综合征
ADP	二磷酸腺苷
AMI	急性心肌梗死
AMPK	腺苷一磷酸活化蛋白激酶
ATP	三磷酸腺苷
CABG	冠状动脉旁路移植术
CK	肌酸激酶
CoA	辅酶A
COURAGE	血运重建和强化药物治疗的临床结局评价（试验）
CPT	肉碱棕榈酰基转移酶
DAG	甘油二酯
DCA	二氯乙酸酯
DIGAMI	胰岛素葡萄糖输注治疗糖尿病性急性心肌梗死（试验）
ETC	电子传递链
$FADH_2$	黄素腺嘌呤二核苷酸（还原型）
FDG	氟代脱氧葡萄糖
FFA	游离脂肪酸
GIK	葡萄糖-胰岛素-钾（治疗）
GLUT	葡萄糖转运体
HOMA-IR	抗胰岛素性稳态模式评估法
HDL	高密度脂蛋白
HF	心力衰竭
IDCM	特发性扩张型心肌病
IHD	缺血性心脏病
IMMEDIATE	急诊治疗时初始评估和治疗期间的即刻心肌代谢增强（试验）
IRI	缺血再灌注损伤
IRS-1	胰岛素受体底物–1
3KAT	3-酮酰基辅酶A硫解酶
LpL	脂蛋白脂肪酶
LVAD	左心室辅助装置
LVH	左心室肥大
MAO	单胺氧化酶
MCD	丙二酰辅酶A脱羧酶

MI	心肌梗死
MnSOD	锰超氧化物歧化酶
mt-DNA	线粒体 DNA
NAD(P)H oxidase	烟酰胺腺嘌呤二核苷酸磷酸氧化酶
NADH	烟酰胺腺嘌呤二核苷酸（还原型）
NPS	利钠肽系统
PCI	经皮冠状动脉介入治疗
PCr	磷酸肌酸
PDH	丙酮酸脱氢酶
PDK	丙酮酸脱氢酶激酶
PET	正电子发射断层显像
PFK	磷酸果糖激酶
PGC-1α	过氧化物酶体增殖物激活受体γ共激活因子-1α
PTP	通透性转换孔
RAAS	肾素-血管紧张素-醛固酮系统
RISK	再灌注损伤补救激酶（通路）
ROS	活性氧簇
SAFE	生存活化因子增强（通路）
SNS	交感神经系统
SOD	超氧化物歧化酶
TACT	曲美他嗪在心绞痛综合疗法中的应用（试验）
TG	三酰甘油
TCA	三羧酸
UCP	解偶联蛋白

目录

正常情况下的心脏能量代谢

Lionel H. Opie

摘要

本文对正常情况下的心脏能量代谢进行了综述，内容包括能量利用率、能量的主要来源、心脏做功所需的能量、病理情况（急性心肌梗死、再灌注诱导的细胞死亡、肥胖、糖尿病、心力衰竭）下心肌能量代谢的变化以及心脏病中的线粒体机制。

“心脏对其代谢环境和生理环境的代谢反应存在极佳的适应性”[1]

引言

“能量代谢”一词的英文“metabolism”来源于希腊语，对应的希腊词汇意为“变化”，指的是储存在底物循环中的势能的转化，例如，葡萄糖和脂肪酸转化为三磷酸腺苷（ATP），用于驱动心肌的收缩和舒张。Cruikshank 和 Kosterlitz 首次报道了脂肪酸作为哺乳类动物心脏能量来源的重要性[2]，他们通过心脏灌流术证明了当无葡萄糖时心脏利用脂肪酸供能。Richard Bing 在上世纪 50 年代发表的一系列文章中首次定义了人类心脏的有氧代谢[3]。在空腹状态下，碳水化合物代谢仅占静息状态下人类心脏有氧代谢中相对较小的部分。人们对游离脂肪酸（FFA）作为心肌能量主要来源的认识和关注始于 1961 年，研究发现 FFA 可抑制离体心脏中的葡萄糖氧化作用，人们开始认识到 FFA 作为心肌能量主要来源的地位[4]。Randle 及其剑桥大学的同事发表的一篇经典文献描述了葡萄糖和脂肪酸在餐后和空腹状态下的密切相互作用[5]。

从那时起，研究热点逐渐转向线粒体，将其视为底物利用过程中的关键所在[6,7]。心脏能量代谢对心脏科医师及心脏外科医师的实践意义愈加显著，特别是在能直接改变能量代谢的新型药物（如曲美他嗪和雷诺嗪）问世之后。此外，新技术的出现（如核磁共振光谱分析和正电子发射断层显像）使得心脏的底物代谢检测成为可能[7]。

能量利用率

代谢对于正常的心脏收缩至关重要，进而对于正常的心脏输出亦是如此，而正常的心脏输出通过对所有生命器官进行灌注而维持生命。收缩功能需要心肌层中有大量 ATP 流通，因此也需要线粒体大量生成 ATP。心脏能量代谢的两种主要底物是血中葡萄糖和脂肪酸（图 1 和图 2）。在被摄入心肌细胞后，这两种底物在线粒体内被进一步降解为一种活化的二碳底物片段

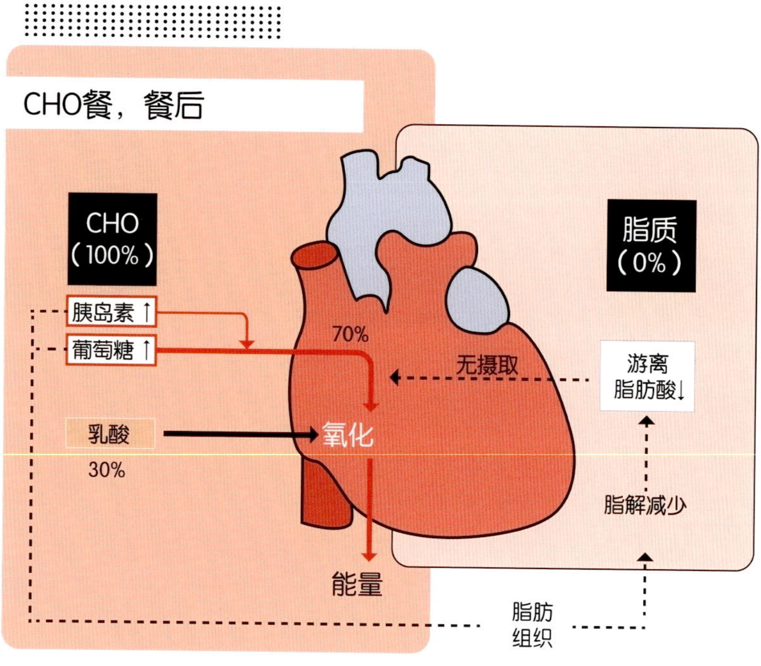

图 1. 餐后状态下的底物代谢。在进食富含碳水化合物或葡萄糖的饮食后，血糖和胰岛素水平升高，血液游离脂肪酸水平降低。葡萄糖成为心脏的主要能量来源，碳水化合物代谢耗氧可占到摄氧量的 50% ~75%。© 2013, Opie LH.
缩写：CHO，碳水合化物。

[乙酰辅酶A（CoA），图3]，随后进入Krebs循环[也被称为三羧酸（TCA）循环]。接下来，复杂的氧化磷酸化过程利用二磷酸腺苷（ADP）和无机磷酸盐产生线粒体ATP（图4）。其后，ATP离开线粒体并在心脏收缩过程中被降解为ADP和无机磷酸盐以提供收缩所需的能量，降解后的ADP和无机磷酸盐再次进入线粒体转化为ATP。

能量利用

早期的研究者发现碳水化合物和脂肪酸是心肌能量来源的两种最重要物质，并对其进行了阐述。在1936年，Lovatt Evans研究发现动物心脏能量中仅有小部分来源于碳水化合物的氧化[8]。后来在研究人类心脏中证实，在空腹状态下脂肪酸代谢占主导（表1，综述见参考文献10）[3]。

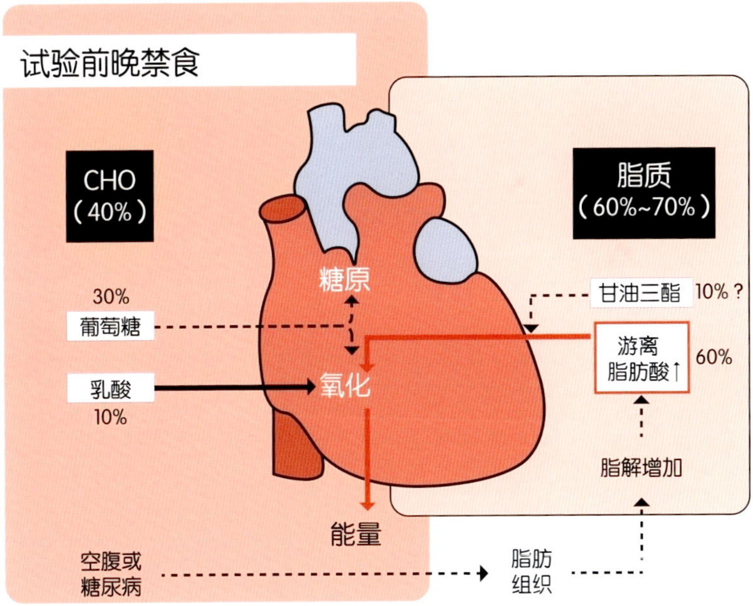

图2. 空腹状态下的底物代谢。在空腹状态或糖尿病控制不佳时，血液中游离脂肪酸水平升高。心脏优先氧化高水平的血液游离脂肪酸（而不是葡萄糖和乳酸）。脂质的代谢耗氧占到心脏摄氧量的60%~70%，而碳水化合物的代谢耗氧占比不足20%。© 2013, Opie LH.
缩写：CHO，碳水合化物。

餐后状态下，心脏的主要能量来源是碳水化合物，而在空腹状态下则为脂肪酸（表1）。在摄食碳水化合物状态下（图1），循环中葡萄糖和胰岛素水平升高，血中脂肪酸水平维持在较低的水平。心脏对脂肪酸的摄取水平下降，脂肪酸对糖酵解的抑制作用消失，葡萄糖氧化增加。相反，在空腹状态下，血液FFA水平升高。脂肪酸的高摄取率表明其被优先进行氧化代谢（图2），所以脂肪酸是主要的能量来源。当脂肪酸被氧化时，葡萄糖的氧化受到抑制，心脏摄取的葡萄糖更多地被转化为糖原，这就是脂肪酸氧化的葡萄糖节约效应。脂肪酸β-氧化和葡萄糖氧化之间的能量平衡可在各代谢途径的多个层面从药理学角度进行调节（见Lopaschuk研究组的综述[11]）。

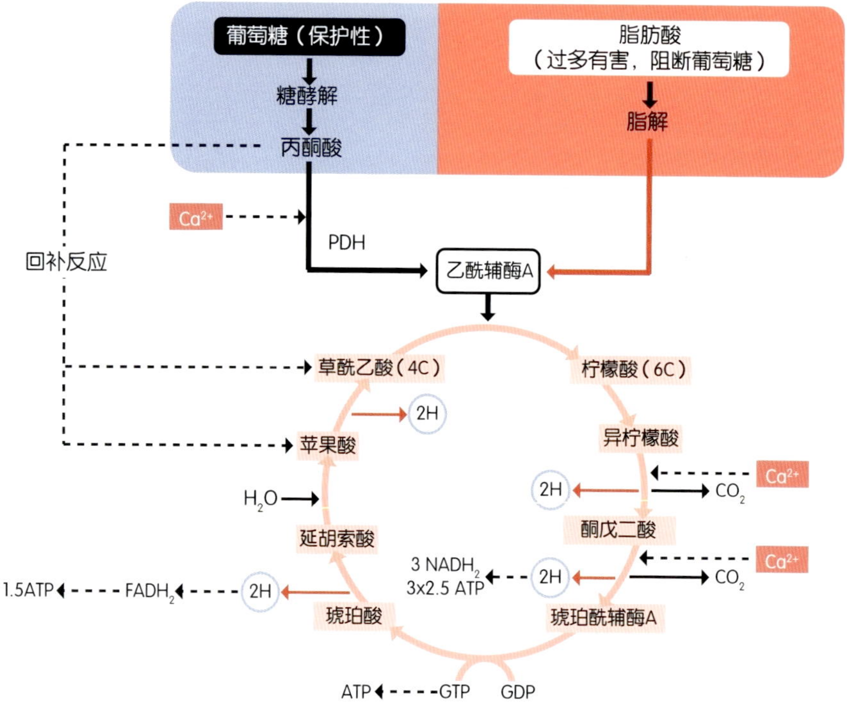

图3. Krebs循环。能量来源物质（葡萄糖和脂肪酸）的分解过程对于其进入线粒体内的Krebs循环而言是至关重要的。质子（H）生成时产生能量（以三磷酸腺苷的形式存在，主要用于心脏收缩）。© 2013, Opie LH.

缩写：ATP，三磷酸腺苷；$FADH_2$，黄素腺嘌呤二核苷酸；GDP，二磷酸鸟苷；GTP，三磷酸鸟苷；$NADH_2$，烟酰胺腺嘌呤二核苷酸。

游离脂肪酸诱导的氧消耗

当血中FFA水平高到一定程度时，超出了白蛋白上紧密结合位点的承载能力，导致部分循环FFA与白蛋白疏松结合且FFA/白蛋白比值增高（当FFA浓度为1200 mEq/L左右，FFA/白蛋白摩尔比约为2.5或以上时），这种情况下则可能对心肌细胞造成不良影响。这些不良影响包括酶的释放增加[12]（如急性应激反应期间所发生）以及血浆儿茶酚胺浓度的突然升高（如心肌梗死中所发生）[13]。

脂肪酸氧化的能量利用效率低于葡萄糖代谢，与葡萄糖相比，脂肪酸氧化生成同等数量的ATP所需的氧气高出11%~12%[12]。在血中存在高水平FFA的情况下，脂肪酸氧化生成的实际ATP数量可能远低于预期[11]。因此，虽然给狗输注脂质后导致其FFA水平显著升高并驱动了脂肪酸氧化，但其心肌氧摄取量只增加了约20%。相反，输注去甲肾上腺素后肾上腺素受体高度活化，代

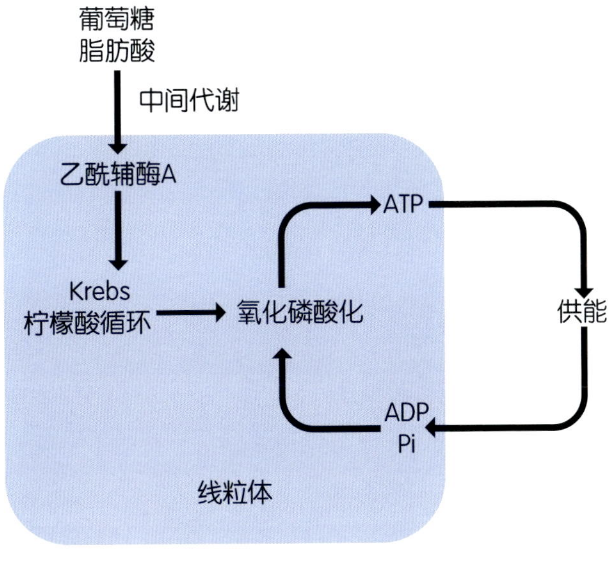

图4. ATP-ADP循环。Krebs柠檬酸循环以三磷酸腺苷[ATP]的形式产生能量。心脏做功需要利用ATP转化为ADP时所释放的能量，之后ADP与无机磷酸盐通过氧化磷酸化被再次合成ATP。© 1998, Opie LH.

缩写：ADP, 二磷酸腺苷；ATP, 三磷酸腺苷；Pi, 无机磷酸盐。

谢中心肌氧摄取量增加可高达50%（表1）。一个很重要的发现是，心肌氧摄取量的大幅增高在很大程度上可被静脉内注射高剂量葡萄糖所逆转[14]，这强烈支持FFA可诱导氧消耗的观点。FFA诱导的大量氧消耗是由于基础代谢和兴奋收缩偶联这二者的氧耗同时增高所导致[15]。

葡萄糖转运的激素调节

血液中的葡萄糖被摄取后穿过肌纤维膜进入心脏细胞的过程受到细胞转运体GLUT-1和GLUT-4（尤其是后者）的调控（图5）。这种葡萄糖转运不需要能量，因为细胞外的葡萄糖浓度远高于细胞浆内的浓度。只要葡萄糖转运体受到刺激（例如在心脏负荷增加、餐后状态或者缺氧或缺血状态时），葡萄糖的摄取量均增加。

胰岛素是一种循环激素，餐后胰岛素水平上升并通过两种主要机制增加葡萄糖的摄取。第一种，胰岛素会降低FFA从脂肪组织的释放，因此去除了FFA对葡萄糖摄取和糖酵解的抑制作用。第二种，复杂的信号通路将胰岛素“信号”从细胞表面受体传递至多个内部作用位点。胰岛素结合至特异性胰岛素受体，后者会极大地增强胰岛素的作用并对胰岛素受体底物1（IRS-1）中的酪氨酸进行磷酸化。酪氨酸磷酸化可增强IRS-1的活性（图5中的IRS-P）。此后，磷脂酰肌醇-3-激酶和Akt（也称为蛋白激酶B）将葡萄糖载体GLUT-4和数量少得多的GLUT-1从无位点的肌膜内部转运至外部肌膜位点以增加葡萄糖的摄取（图5）。FFA在酪氨酸磷酸化水平上抑制了整个葡萄糖摄取过程。

表1. 人类心脏氧化代谢的能量来源：放射性同位素数据

	氧摄取率（%）			
条件	葡萄糖 - 糖原	乳酸	总CHO	FFA
葡萄糖输注	25-50	27	50-75	20
中等强度运动	14	28	42	64
前晚禁食	3	13	16	62

有关计算的详情，请参阅参考文献9。
缩写：CHO，碳水化合物；FFA，游离脂肪酸。

β肾上腺素刺激通过从脂肪组织动员FFA发挥作用，从而促进形成类似于空腹情况下的代谢状况，导致心脏以脂肪酸代谢为主（图2）。强刺激可导致大量的氧消耗[14,16]。

糖酵解途径

糖酵解途径在其他文章中已有综述[10]。糖酵解途径是指缺氧条件下葡萄糖转化为丙酮酸的过程。在正常氧化代谢过程中，糖酵解产生丙酮酸，随后在柠檬酸循环中被氧化。在无氧条件下，丙酮酸被转化为乳酸，该过程释放的相对少量的ATP对于保护膜功能相当重要。在磷酸果糖激酶（PFK）的影响下，糖酵解过程将葡萄糖-6-磷酸转化为含有两个磷酸基团的化合物，

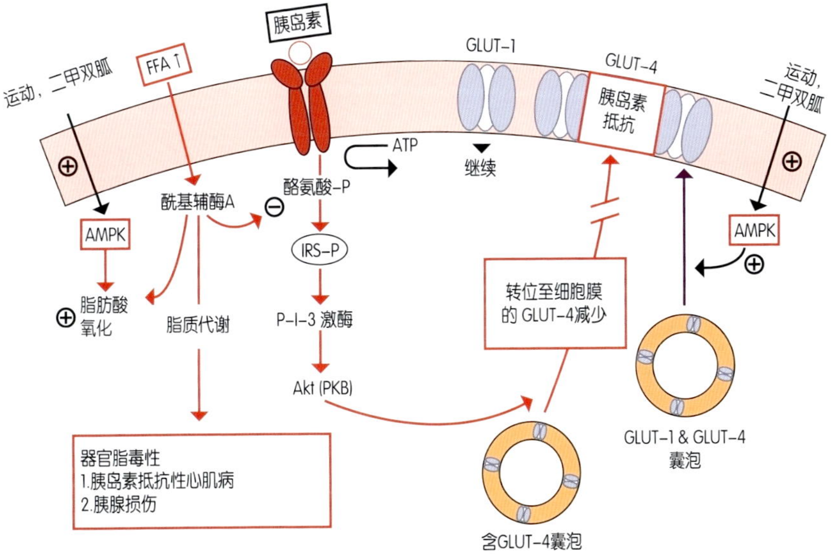

图5. 从游离脂肪酸水平升高至胰岛素抵抗所经历的分子学步骤。循环中高水平的游离脂肪酸（左上）与运动或抗糖尿病药物二甲双胍发挥相反作用（左上和右上）。进入细胞的过多游离脂肪酸被活化成长链酰基辅酶A，后者可抑制胰岛素信号通路。因此，葡萄糖转运体囊泡（GLUT-4和GLUT-1）向细胞表面的转移减少。结果是肌肉对葡萄糖的摄取降低，血糖升高。运动和二甲双胍通过刺激腺苷磷酸化酶激酶而促使转运体囊泡转移至细胞表面，以促进葡萄糖进入细胞，从而对抗胰岛素抵抗。蛋白激酶B（也被称为Akt）在该过程中发挥关键作用。© 2009, Opie LH.
缩写：AMPK，腺苷一磷酸激酶；FFA，游离脂肪酸；IRS-P，胰岛素受体底物1的酪氨酸磷酸化；P-I-3激酶，磷脂酰肌醇-3激酶；PKB，蛋白激酶B。

即果糖 -1,6- 二磷酸。此后，糖酵解将每个六碳磷酸己糖转化为两个三碳丙糖磷酸（利用两分子 ATP）。在糖酵解的下一阶段中形成两分子丙酮酸和四分子 ATP（无需氧气）：果糖 -1,6- 二磷酸 + 4 ADP → 2 x 丙酮酸 + 4 ATP。

果糖 -2,6- 二磷酸是糖酵解的一种额外产物（而不是中间产物），对 PFK 具有强效刺激作用。其在一种酶（PFK-2）的作用下由果糖 -6- 磷酸产生，而 PFK-2 的活性会在胰岛素存在或心脏做功增加导致糖酵解增强时增加。

糖酵解的功能

除了在无氧条件下产生 ATP 以外，有氧糖酵解也可为维持正常的 ATP 依赖的膜功能（如钠泵和 ATP 敏感性钾通道）提供能量。糖酵解也可间接保护线粒体免受可能的致死性钙超载损害（可能发生于一些病理状态）。当糖酵解增强时，磷酸己糖旁路途径也被激活，己糖激酶 II 的活性增强[17]。此酶直接抑制线粒体膜通透性转换孔，因此可保护线粒体免受钙超载损害。

游离脂肪酸氧化途径

人类心脏摄取的脂肪酸主要是油酸，其次是棕榈酸[10]。在棕榈酸也被摄取时，酰基辅酶 A 既代表油烯基辅酶 A 也代表棕榈酰辅酶 A（图 6）：

- 线粒体外长链酰基辅酶 A 由长链脂肪酸形成：长链脂肪酸 + CoA + ATP → 长链酰基辅酶 A + 腺苷一磷酸 + 焦磷酸盐；
- 线粒体外长链酰基（油烯基和棕榈酰基）肉毒碱由线粒体外长链酰基辅酶 A 形成，由肉碱棕榈酰基转移酶 -1（CPT-1）催化；
- 肉碱酰基转位酶将线粒体外长链酰基肉毒碱转移至线粒体内膜和外膜之间的空间内；
- 位于内膜上的线粒体肉碱棕榈酰基转移酶 -2（CPT-2）可使线粒体内油烯基和棕榈酰肉碱与 CoA 发生反应，释放线粒体内油烯基和棕榈酰辅酶 A 和肉碱；肉碱被输出至线粒体膜间隙内；
- 线粒体内油烯基和棕榈酰辅酶 A 进入脂肪酸 β- 氧化旋转形成乙酰辅酶 A，之后进入柠檬酸循环；

- 在FFA高摄取及后续按上述步骤代谢期间，所形成的乙酰辅酶A会超过能进入柠檬酸循环的量。这种乙酰辅酶A也可与线粒体内肉碱发生反应（通过肉碱-乙酰基转移酶）（图6），形成乙酰肉碱。后者从线粒体向外转移（通过肉碱-乙酰基转移酶），在此过程中形成胞浆乙酰辅酶A。胞浆乙酰辅酶A再被转化为丙二酰辅酶A，丙二酰辅酶A通过抑制CPT-1的反馈而有助于对过多的FFA氧化进行限制；
- 不能转化为丙二酰辅酶A的酰基辅酶A无法经氧化形成心肌三酰甘油与各种结构性脂质，后者在饱和程度和链长度方面各不相同。

脂肪酸毒性和氧化抑制剂

过多FFA摄取会产生不利的抑制作用，值得指出的是，可使用药物曲美他嗪和哌克昔林实现治疗性抑制（关于作用位点，请参见图6）。

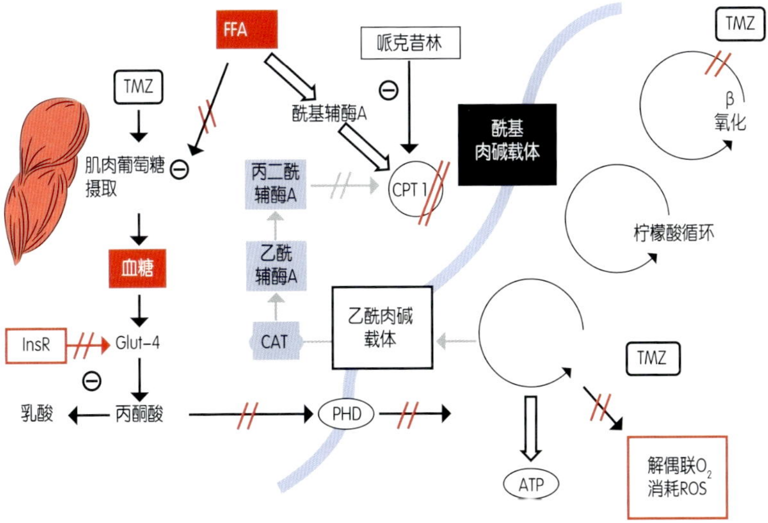

图6. 游离脂肪酸转移至线粒体内进行氧化。酰基肉碱载体将活化的长链脂肪酸（酰基辅酶A）转移至线粒体内进行氧化（脂肪酸氧化循环）。© 2007, Opie LH.

缩写：ATP, 三磷酸腺苷；CPT, 肉碱棕榈酰辅酶A转移酶；CAT, 肉碱酰基转位酶；FFA, 游离脂肪酸；InsR, 胰岛素抵抗；PDH, 丙酮酸脱氢酶；ROS, 活性氧簇；TMZ, 曲美他嗪。

为什么心脏需要这么多能量，能量又来自何处呢？

为什么心脏需要这么多能量？因为它必须日日夜夜持续做功。另外，心脏还必须应对间歇性出现的需要增加心输出量的情形（例如运动或儿茶酚胺驱动的情绪应激）。

能量来源

如 Lopaschuk 及其同事所述[18]，这种维持心脏持续收缩而产生的持续性高能量需求主要是通过长链脂肪酸β-氧化而满足的。但是，工作负荷的激增（例如激烈运动）会通过代谢信号途径加速糖酵解和葡萄糖摄取以及 FFA 的摄取和代谢（图 1）[19]，这些复杂的控制机制可确保底物的供应和氧化足以满足心脏的能量需求。

以下是影响心脏工作及其不同能量需求的各种因素（此部分是在参考文献 19 的基础上进行归纳和更新而来）。

外功：心输出量

心率是影响心输出量（每搏输出量 × 心率）的首要决定因素。其他主要因素包括前负荷、后负荷和收缩力（图 7）。心输出量的增加导致心肌摄氧增加。但是，在压力负荷期间（包括静态运动），内部做功量显著增加。相反，在容量负荷期间（例如动态运动），摄氧量大幅增加，体现了外部做功量（与心率成比例）的增加。

血压作为一种外部负荷

血压 = 心输出量 × 全身血管阻力（或外周血管阻力，图 7）。因此，运动时血压增加，心肌氧耗量也增加。

内部做功：室壁应力和摄氧

内部做功需要产生室壁应力，即压力和半径的乘积。从概念上看，室壁应力随着前负荷、后负荷、收缩力的增加而增加，因此其包含了调节心输出量四种因素中的三种（图 7）。

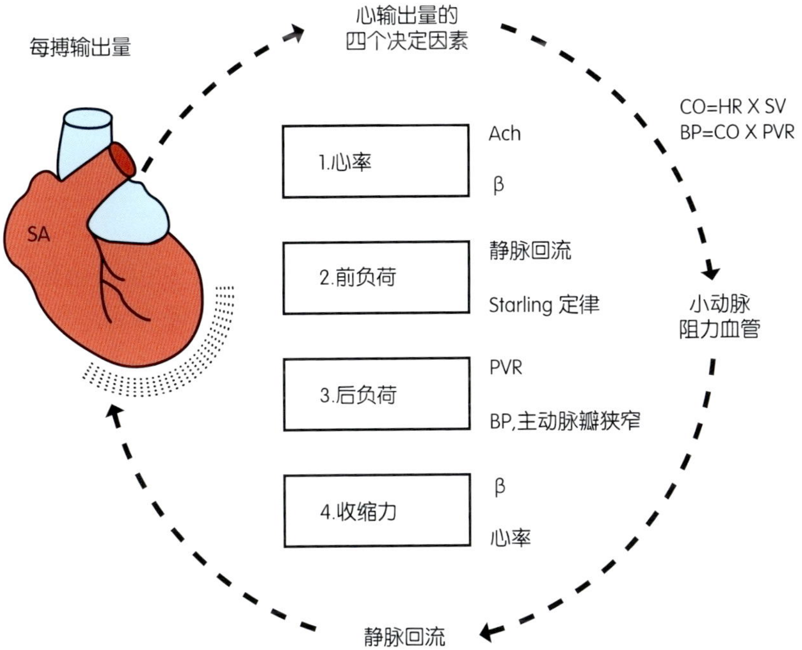

图 7. 调节心输出量的主要因素。心率主要受到胆碱能（ACh）和β肾上腺素能（β）刺激的相对输入量的调节。前负荷受到静脉回流率的调节。当外周血管阻力增加或存在主动脉瓣狭窄时，后负荷增加。β刺激或纤维长度增加时，收缩力增加。© 2004, Opie LH.
缩写：BP, 血压；CO, 心输出量；HR, 心率；PVR, 外周血管阻力；SA, 窦房结；SV, 每搏输出量。

动态和静态运动均增加心肌需氧量

动态运动和静态运动间存在显著差异。在动态运动过程中，主要的控制机制是皮质控制作用的加强和前馈信号的发送，该信号可增加交感神经肾上腺素能活性并减低迷走神经抑制。其结果是心输出量的增加，这种增加需要静脉回流增加、心率增加（主导因素）以及收缩力增加的联合效应的介导。此外，收缩压升高（但舒张压不升高）。相反，在静态运动中，收缩压和舒张压均升高，这可能是肌肉产生的反射被传递至髓质和下丘脑心血管中枢所引起的结果。

心肌对运动的代谢反应

心肌的氧摄取率增高反映了ATP产量的增加。线粒体代谢由增高的ADP产生率和线粒体钙浓度所驱动。在心脏做功突然增加的起始时间，糖原降解可能发挥特殊作用。

运动员的心脏

运动员的心脏同时存在心动过缓和生理性左室肥大。后者与病理性左室肥大的差异在于其发生的背景以及生理变化中出现的舒张期充盈改善。

情绪应激

在情绪应激时，增加的心肌氧需求由β和α肾上腺素能神经活动的共同介导。在健康个体中，肾上腺素的分泌起主导作用，会出现心动过速伴每搏输出量增加、周围血管扩张以及血压的轻微变化（后者令我们感到意外）。但是，在高血压或临界高血压的个体中，情绪应激可诱导血压的显著升高。

人体中葡萄糖－脂肪酸的相互作用

代谢综合征表明人体中葡萄糖和脂肪酸存在相互作用（图8）[19,20]。腹部脂肪组织是一个内分泌器官，其会将过多（因此也可能有害）的FFA、血管紧张素II和脂肪因子释放入血液循环中。血液FFA浓度增加会抑制肌肉摄取葡萄糖，过多的FFA和血管紧张素II会对胰腺造成损伤。虽然胰腺在这种情况下会产生额外的胰岛素，但其所产生胰岛素的量不足以对抗高血糖，这可以解释虽然血浆胰岛素升高但仍存在空腹高血糖的矛盾现象，即胰岛素抵抗。血管紧张素II通过其血管收缩效应而升高血压。肿瘤坏死因子α和其他细胞因子促进炎症反应，这也抑制了胰岛素的作用并可能促成高血压。高血糖和血中FFA升高为肝脏加速生成三酰甘油提供了合适的底物。血中三酰甘油水平升高，因此脂蛋白会携带更多的三酰甘油以及更少的高密度脂蛋白（HDL），血中三酰甘油和HDL间存在一种复杂的互反关系[15]。

骨骼肌与心肌的能量代谢比较

骨骼肌和心肌间的一些主要差异是：①在骨骼肌中，收缩仅发生于神经冲动后（收缩完全依赖于神经冲动）。不存在心脏所具有的起搏点；②在骨骼肌中，神经末梢与运动终板相连（也称为神经肌肉连接），跨过此连接部位的信使是乙酰胆碱；③在骨骼肌中存在两种主要的肌纤维类型。I型纤维（“红色”）富含氧化酶类，而II型纤维是“淡色”，富含糖酵解酶类；④骨骼肌对固定的神经冲动（通常来自自主神经系统）产生应答，且能够迅速收缩 – 初始时依赖于糖酵解能量，之后随着运动持续期间肌肉的血液供应增加，也开始利用血中能量物质（葡萄糖、乳酸和脂肪酸）；⑤静息时骨骼肌的需氧量低，剧烈运动后需氧量则急剧增加。在 Fletcher 和 Hopkins 的一项早期研究中，从青蛙体内分离出的骨骼肌受到刺激后可产生乳酸，这种无氧产物随着氧合改善而减少[21]。

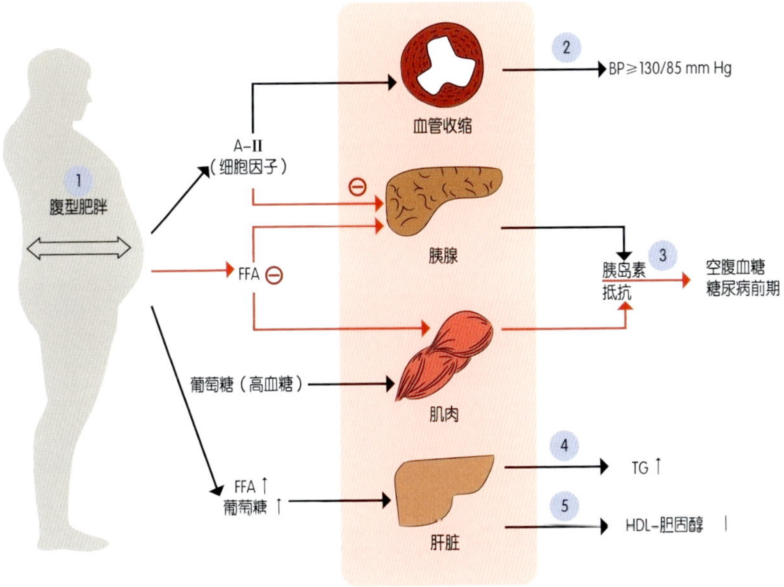

图8. 代谢综合征。代谢综合征的诊断需要用卷尺测量或精准目测有无腹型肥胖、检测空腹脂谱和血浆葡萄糖，以及测量血压。数字1-5分别代表全病程代谢综合征的五个组成部分。© 2006, Opie LH.

缩写：A-II, 血管紧张素II；BP, 血压；FFA, 游离脂肪酸；HDL, 高密度脂蛋白；TG, 三酰甘油。

动态运动的总体心血管效应是什么?

剧烈运动引起的总体心血管和呼吸系统反应极为复杂。在动态运动期间，肺通气量、心率、交感神经放电、心肌收缩力均增加。中枢命令系统直接激活运动、自主神经活动和肺通气所各自对应的脑干回路。其次，外周信号也可激活脑干中的自主神经回路与肺通气回路[22]。这些传入神经信号在运动中被触发。

从心脏的角度看，剧烈运动会导致冠状动脉血流突然增加（被称为冠状动脉自身调节），从而满足迅速增高的摄氧需求并提供产生ATP（心肌收缩力增强所必需）的外部底物。骨骼肌对急性运动的反应更为复杂。

骨骼肌在急性运动中使用哪些能量物质?

运动诱发的反射性交感神经兴奋是否会限制骨骼肌的运动表现，这个问题一直极具争议。这可以通过以下两种机制发生：①交感神经诱发的血管收缩，限制氧气和其他底物输送至相关肌肉；或②直接影响肌肉的生物能量学[23]。

在空腹状态下的急性运动期间，可以预料糖原在外周肌肉内被紧急分解，所以无氧糖酵解成为能量的一个重要来源。此观点的支持数据有：在某些右侧胸腔镜下交感神经切除术后的患者，同侧的前臂运动诱发更少的肌肉酸化和磷酸肌酸耗竭（与术前相比）。从机制上看，急性运动引起的急性无氧反应因去交感神经而减弱。总体上看，这些巧妙的实验表明在急性运动期间的交感神经激活诱发了外周肌肉中的无氧代谢。无氧糖酵解产生的能量占到一次短暂剧烈运动期间所需总能量的75%[24]。在持续运动中，血中脂肪酸成为重要的能量来源。在运动后的恢复期间肌肉重新合成糖原[25]。

骨骼肌在持续运动中利用哪些能量物质?

在持续运动中，骨骼肌所利用的能量物质均取决于运动强度和代谢环境[26]。葡萄糖、乳酸和FFA均可能被利用，这取决于运动的类型和强度以及锻炼者是餐后状态还是空腹状态。骨骼肌对葡萄糖的摄取量随着运动强度的增加（从静息至最大强度）而平行上升。这点与心肌不同，心肌在低等和中等强度的运动中对FFA的摄取增加[27]。此外，研究发现耐力训练可增加骨骼肌收缩时的葡萄糖摄取量[27]。还有一种复杂性，任何肌肉对葡萄糖的摄取都是不一致的，即存在异质性。随着运动强度增加，越来越多的肌肉被调用[28]。

临床应用

正常心脏运动周期的主要能量来源在餐后状态下是葡萄糖，而在空腹状态下则为游离脂肪酸（FFA）。当存在强烈的肾上腺素能激活时[例如急性冠脉综合征（ACS），包括急性心肌梗死发作时]，FFA水平增高，超出血液中白蛋白的有效结合位点承载能力，因此对心脏产生毒性；这也发生于ACS患者的再灌注期间。

ACS中过多的血液FFA可能会引起的不良效应包括损伤心肌的收缩活性、增加心力衰竭和心律失常的风险、以及促发临床不良结局。在心力衰竭病程中，具有毒性的长链脂肪酸衍生物在心肌中的蓄积是有害的。对于ACS和心力衰竭，有两种以代谢为导向的基础治疗方法。

直接针对代谢的潜在治疗方法是通过在给予葡萄糖的同时给予胰岛素（类似于葡萄糖-胰岛素-钾输注疗法）而降低有毒性的血液FFA水平，近期研究表明这种方法在紧急救护中有效。另一个处于临床研究中的代谢治疗靶点是通过丙二酰辅酶A直接抑制脂肪酸的氧化。此外，也可通过短期β阻滞（可降低血中和心脏中的脂肪酸水平）而实现间接针对代谢的治疗。这些代谢益处可能解释了β-阻断治疗ACS和心力衰竭的部分益处。

译者：柴大军 陶剑虹 张力

参考文献

1. Taegtmeyer H. Metabolic crosstalk in heart failure new roles for B-type natriuretic peptide. *J Am Coll Cardiol*. 2011;58:1126-1127.

2. Cruickshank EW, Kosterlitz HW. The utilization of fat by the aglycaemic mammalian heart. *J Physiol*. 1941;99:208-223.

3. Bing RJ, Siegel A, Ungar I, Gilbert M. Metabolism of the human heart. II. Studies on fat, ketone and amino acid metabolism. *Am J Med*. 1954;16:504-515.

4. Shipp JC, Opie LH, Challoner D. Fatty acid and glucose metabolism in the perfused heart. *Nature*. 1961;189:1018-1019.

5. Randle PJ, Garland PB, Hales CN, Newsholme EA. The glucose fatty-acid cycle. Its role in insulin sensitivity and the metabolic disturbances of diabetes mellitus. *Lancet*. 1963;1:785-789.

6. Stanley WC, Recchia FA, Lopaschuk GD. Myocardial substrate metabolism in the normal and failing heart. *Physiol Rev*. 2005;85:1093-1129.

7. Neubauer S. The failing heart--an engine out of fuel. *N Engl J Med*. 2007;356:1140-1151.

8. Evans CL. *Recent Advances in Physiology*. London, England: J & A Churchill; 1936.

9. Opie LH. Fuels: aerobic and anaerobic metabolism. In: *Heart Physiology, from Cell to Circulation*. 4th ed. Philadelphia, Pa: Lippincott, Williams & Wilkins; 2004:310.

10. Opie LH. Fuels: aerobic and anaerobic metabolism. In: *Heart Physiology in Health and Disease*. Philadelphia, Pa: Lippincott-Raven; 2004:306-354.

11. Jaswal JS, Keung W, Wang W, Ussher JR, Lopaschuk GD. Targeting fatty acid and carbohydrate oxidation--a novel therapeutic intervention in the ischemic and failing heart. *Biochim Biophys Acta*. 2011;1813:1333-1350.

12. Opie LH. Metabolic management of acute myocardial infarction comes to the fore and extends beyond control of hyperglycemia. *Circulation*. 2008;117:2172-2177.

13. Vetter NJ, Adams W, Strange RC, Oliver MF. Initial metabolic and hormonal response to acute myocardial infarction. *Lancet*. 1974;1:284-289.

14. Mjos OD. Effect of inhibition of lipolysis on myocardial oxygen consumption in the presence of isoproterenol. *J Clin Invest*. 1971;50:1869-1873.

15. Boardman NT, Larsen TS, Severson DL, Essop MF, Aasum E. Chronic and acute exposure of mouse hearts to fatty acids increases oxygen cost of excitation-contraction coupling. *Am J Physiol Heart Circ Physiol*. 2011;300:H1631-H1636.

16. Opie LH, Thandroyen FT, Muller C, Bricknell OL. Adrenaline-induced "oxygen-wastage" and enzyme release from working rat heart. Effects of calcium antagonism, beta-blockade, nicotinic acid and coronary artery ligation. *J Mol Cell Cardiol*. 1979;11:1073-1094.

17. Smeele KM, Southworth R, Wu R, et al. Disruption of hexokinase II-mitochondrial binding blocks ischemic preconditioning and causes rapid cardiac necrosis. *Circ Res*. 2011;108:1165-1169.

18. Lopaschuk GD, Ussher JR, Folmes CD, Jaswal JS, Stanley WC. Myocardial fatty acid metabolism in health and disease. *Physiol Rev*. 2010;90:207-258.

19. Opie LH. Fuels: aerobic and anaerobic metabolism. In: *Heart Physiology in Health and Disease*. Philadelphia, Pa: Lippincott-Raven; 2004:460-384.

20. Opie LH. Metabolic syndrome. *Circulation*. 2007;115:e32-e35.

21. Fletcher WM, Hopkins FG. [Title not known]. *J Physiol*. 1906;36:247.

22. Scott AC, Francis DP, Davies LC, Ponikowski P, Coats AJ, Piepoli MF. Contribution of skeletal muscle 'ergoreceptors' in the human leg to respiratory control in chronic heart failure. *J Physiol*. 2000;529:863-870.

23. Kardos A, Taylor DJ, Thompson C, et al. Sympathetic denervation of the upper limb improves forearm exercise performance and skeletal muscle bioenergetics. *Circulation*. 2000;101:2716-2720.

24. Zagatto A, Redkva P, Loures J, et al. Anaerobic contribution during maximal anaerobic running test: correlation with maximal accumulated oxygen deficit. *Scand J Med Sci Sports*. 2011;21:e222-e230.

25. De Bock K, Richter EA, Russell AP, et al. Exercise in the fasted state facilitates fibre type-specific intramyocellular lipid breakdown and stimulates glycogen resynthesis in humans. *J Physiol*. 2005;564:649-660.
26. Tsintzas K, Norton L, Chokkalingam K, et al. Independent and combined effects of acute physiological hyperglycaemia and hyperinsulinaemia on metabolic gene expression in human skeletal muscle. *Clin Sci (Lond)*. 2013;124:675-684.
27. Kemppainen J, Fujimoto T, Kalliokoski KK, Viljanen T, Nuutila P, Knuuti J. Myocardial and skeletal muscle glucose uptake during exercise in humans. *J Physiol*. 2002;542:403-412.
28. Heinonen I, Nesterov SV, Kemppainen J, Fujimoto T, Knuuti J, Kalliokoski KK. Increasing exercise intensity reduces heterogeneity of glucose uptake in human skeletal muscles. *PLoS One*. 2012;7:e52191.

高危状态下的心脏能量代谢

William C. Stanley

摘要

糖尿病、高血压、心脏肥大和高龄均会影响心脏能量代谢并增加心脏病的患病风险。越来越多的证据表明，所有这些高危状态明显伴有心脏能量代谢的变化，可促进缺血性心脏病和心力衰竭的发生发展，也会使急性冠脉事件预后更差。糖尿病通常会抑制心肌葡萄糖摄取和氧化，同时增加脂肪酸和/或酮体的氧化，从而使临床结局更差。另一方面，高血压和晚期心脏肥大会导致心肌更多利用葡萄糖较少利用脂肪。高龄会损害线粒体功能，导致其氧化脂肪酸的能力下降，因此高龄患者急性心肌梗死后预后更差，更易出现心力衰竭。本章将综述这些高危状态对心脏能量代谢的影响以及这些影响的临床意义。

引言

在无明显心脏病存在时，心脏能量代谢会受到某些高危状态的显著影响，这些高危状态包括糖尿病、高血压、心脏肥大和衰老。此外，糖尿病、高血压和心脏肥大可显著增加缺血性心脏病和心力衰竭风险[1-3]。高龄（> 70岁）个体新发心力衰竭和心电异常风险更高，急性心肌梗死后高龄患者的预后也更差[4-6]。越来越多的证据表明，这些高危状态伴随心脏能量代谢改变，促进缺血性心脏病和心力衰竭的发生发展。本章将综述这些高危状态对受累患者群体心脏能量代谢的影响。

糖尿病

在没有缺血性心脏病的情况下，糖尿病患者的心室功能也可能受损，这一情况被称为糖尿病性心肌病[7-9]。糖尿病心肌病的发生机制复杂，但可部分归因于代谢异常[10]。100 多年前，人们发现患糖尿病的狗虽然存在严重高血糖，但心肌并未以预期的速率摄取葡萄糖[11]。后来人们认识到未得到控制的糖尿病会导致血浆中游离脂肪酸和酮体（乙酰乙酸和β-羟丁酸）浓度升高，这对心肌底物代谢有极大影响[12]。临床和动物研究发现，糖尿病不仅损害心脏对葡萄糖和乳酸的摄取及后续的线粒体氧化，而且会增加脂肪酸和/或酮体在能量供应中的比重（图 9）。

过去 40 多年中，发达国家出现 2 型糖尿病流行，这与肥胖发生率增加、深加工食物的摄入和缺乏运动的生活方式密切相关，而 1 型糖尿病的发生率仍保持稳定。1 型糖尿病的病因和治疗相对简单，通过补充胰岛素替代胰

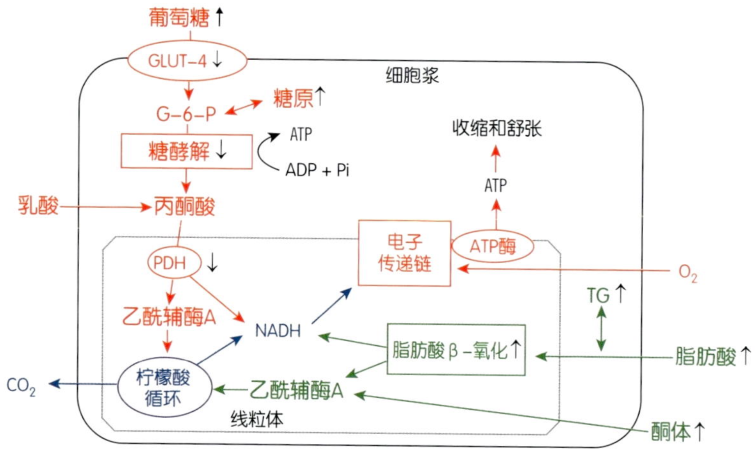

图 9. 心肌底物代谢示意图。糖尿病的作用以黑色箭头表示。
缩写：ADP，二磷酸腺苷；ATP，三磷酸腺苷；G-6-P，葡萄糖-6-磷酸；GLUT-4，葡萄糖转运体 4；NADH，烟酰胺腺嘌呤二核苷酸；PDH，丙酮酸脱氢酶；Pi，无机磷酸盐；TG，三酰甘油。

腺β细胞丧失的胰岛素分泌功能。相反，2型糖尿病的情况更复杂，因为存在多种病因，现有治疗药物单药疗效有限。2型糖尿病均与胰岛素抵抗（细胞对胰岛素的反应性下降）相关，因此尽管血浆胰岛素浓度高于正常，但在细胞水平胰岛素的作用效力相对较低。2型糖尿病的代谢异常往往与肥胖和缺乏运动有关。越来越多的证据表明，年轻肥胖的2型糖尿病患者常可通过控制并恢复正常体重（控制饮食或外科手术）、减少精制碳水化合物的摄入、严格规律的体育运动来治愈[13-15]。从现实情况来看，患者依从性是主要问题，极少有患者可完全通过生活行为改变逆转2型糖尿病。因此，医师必须使用多种药物治疗2型糖尿病，或在严重肥胖的情况下采用减重手术等干预[15,16]。

糖尿病的代谢效应

糖尿病对心脏代谢的主要影响是碳水化合物（葡萄糖和乳酸）的利用减少而脂肪酸和/或酮体的氧化增加[10,12]。这主要是因为胰岛素对脂肪细胞的作用丧失，导致更多的甘油三酯降解以及脂肪酸被释放入血浆。此外，肝脏葡萄糖合成增加而胰岛素刺激骨骼肌和脂肪细胞对葡萄糖的摄取减少，因而导致高血糖。胰岛素对脂肪细胞的主要作用是刺激甘油三酯的储存和抑制脂肪酸的释放，因此糖尿病时胰岛素作用的丧失就导致循环游离脂肪酸水平增高，刺激肝脏摄取游离脂肪酸合成酮体。正常情况下，胰岛素抑制肝脏中的糖异生和酮体的产生，因此在存在肝脏胰岛素抵抗的情况下，糖异生和生酮作用加强。其结果是，由于血浆中存在高浓度的葡萄糖、游离脂肪酸和酮体，所以经常有大量能量来源物质涌入心脏（图9）。此外，糖尿病患者心肌仍有相对较高的胰岛素敏感性[17-19]，进一步促进葡萄糖的摄取和心肌细胞内碳燃料过剩。

如前章所述[20-21]，心脏代谢的调节与脂肪酸、葡萄糖、乳酸、酮体和激素（胰岛素、儿茶酚胺）的浓度相关。在正常的健康个体中，三磷酸腺苷（ATP）的合成所需的能量中50%~80%由脂肪酸供应，10%~30%由葡萄糖提供，乳酸也能提供10%~30%，而酮体的氧化不显著。心脏的脂肪酸摄取和氧化与血浆脂肪酸浓度成正比，其受到脂肪组织中甘油三酯降解（脂解）速率的调控。胰岛素能强烈抑制脂解过程，因此，健康个体进餐后胰岛素水平增加能迅速抑制脂肪组织释放脂肪酸。而在糖尿病患者，胰岛素缺乏（1型糖尿病或晚期2型糖尿病）和/或胰岛素抵抗导致更多脂肪酸从脂肪细胞释放，从而使血浆脂肪酸浓度升高。正常情况下，血浆酮体水平极低（<0.2 mM），因此并非心脏的主要能源。但糖尿病患者血浆酮体往往升高（>1.0 mM），从而成为心肌的主要能量来源（图9）[22-24]。糖尿病患者和糖尿病动物研究发现，当血浆中酮体水平较高时，脂肪酸氧化的速率一般不会很高[25-26]。酮体易于被心脏摄取，其后进入线粒体并与游离脂肪酸竞争作为乙酰辅酶A（CoA）的来源。无论在何种情况下，糖尿病患者心脏从脂肪酸和酮体中获取的乙酰辅酶A总量多于从碳水化合物（葡萄糖和乳酸）中获得的乙酰辅酶A。

病情控制不佳的糖尿病患者，心脏对葡萄糖和乳酸摄取减少，归因于：①血浆游离脂肪酸升高的继发性效应；②胰岛素对心肌的作用减弱（心脏胰岛素抵抗）。心脏对葡萄糖的摄取受到细胞跨膜葡萄糖梯度以及细胞膜表面葡萄糖转运体含量的调控。心肌细胞主要的葡萄糖转运体同型异构体是葡萄糖转运体4（GLUT4），其也是主要的胰岛素反应性葡萄糖载体。当心脏暴露于胰岛素，或存在缺血或心脏负荷增加（运动）时，GLUT-4快速从细胞内囊泡转移至胞质膜，从而增加葡萄糖的膜转运[27-28]。糖尿病降低心肌的GLUT-4含量，进而降低葡萄糖摄取能力[10]。糖尿病诱导性葡萄糖转运体表达下调的触发信号可能是高血糖。通过胰岛素治疗或每日运动纠正大鼠高血糖后，其心肌的GLUT-4水平增高[10,29]。

糖尿病的一个标志是心肌中的葡萄糖氧化受损。糖酵解产生的乳酸被转移至线粒体内并被丙酮酸脱氢酶（PDH）在柠檬酸循环中氧化为CO_2。健康个体和糖尿病患者中的碳水化合物（葡萄糖和乳酸）氧化率与血浆脂肪酸浓度呈负相关。碳水化合物氧化中的关键不可逆步骤是丙酮酸在线粒体基质内被PDH脱羧为乙酰辅酶A。脂肪酸和酮体会抑制PDH的活性，从而减少丙酮酸向乙酰辅酶A的转化。PDH的活性在PDH激酶的磷酸化作用下减低，而在PDH磷酸酶的去磷酸化作用下激活。在糖尿病患者，脂肪酸会激活核受体过氧化物酶体增殖物激活受体α的配体，进而使PDH激酶的表达增加。这会进一步灭活PDH。在乙酰辅酶A/

游离辅酶A的比值以及还原型烟酰胺腺嘌呤二核苷酸（NADH）/氧化型烟酰胺腺嘌呤二核苷酸（NAD^+）的比值增高时，PDH激酶的活性也随之增加。脂肪酸或酮体的高氧化率会增高 $NADH/NAD^+$ 和乙酰辅酶A/游离辅酶A的比值，从而活化PDH激酶，进而增强PDH的磷酸化抑制作用以及减弱丙酮酸的氧化。

目前对糖尿病患者或实验性糖尿病大型动物的心肌底物氧化反应知之甚少，因为这需要心脏导管插管和对代谢通量进行复杂评估。我们对糖尿病猪的研究发现乳酸摄取严重受损与较低PDH活性和较高β-羟丁酸摄取相关[30]。当用多巴酚丁胺模拟运动应激，β肾上腺素能刺激使心脏做功增加时这点尤为明显。在糖尿病动物中，心脏做功需求增加时，乳酸摄取并未正常相应增加，而是在心室做功增加时，心脏转为净生成乳酸（尽管无心肌缺血的证据）。因此，糖尿病患者线粒体中氧化碳水化合物能力的受损可能会加剧急性肾上腺素能应激（如运动或急性情绪应激）过程中的无氧代谢。

有研究采用正电子发射断层扫描（PET）研究糖尿病患者的心脏代谢异常。当葡萄糖进入细胞时，游离葡萄糖被己糖激酶迅速磷酸化形成葡萄糖-6-磷酸，使葡萄糖不再具有膜通过性。葡萄糖类似物氟代脱氧葡萄糖（FDG）在临床上被用于测量心肌葡萄糖摄取和磷酸化[18]。F标记的FDG和 ^{11}C-palmate与PET联用可对健康个体和糖尿病患者的葡萄糖摄取率进行无创测量。在相对健康、控制良好的1型糖尿病患者的实验性研究中发现，心肌葡萄糖和脂肪酸摄取率与年龄匹配的非糖尿病个体相似（但这是在基础胰岛素水平较高时获得的结果）[19]。重要的是，高胰岛素-正常葡萄糖钳夹技术升高糖尿病患者胰岛素水平后，心肌对葡萄糖摄取增加，证明糖尿病患者心肌对胰岛素具有反应性[19]。血糖控制良好的1型糖尿病患者的另一项研究发现[31]，与正常个体相比，尽管胰岛素水平没有差异，糖尿病患者空腹血浆游离脂肪酸水平增高，提示这些患者脂肪组织存在胰岛素抵抗。重要的是，这与更高的脂肪酸摄取以及更少的心肌葡萄糖摄取对应（图10），也与Randle循环一致[12]。

高血压与左心室肥厚

高血压仍是重要的公共卫生问题，约1/3的成年人患有高血压病。高血压患者发生心肌肥厚和心力衰竭的风险增高。在心脏能量代谢方面，高血压的主要效应是增加心脏的耗氧量。如图11所示，其中ATP的利用速率取决于心输出量、动脉血压和心肌收缩力。高血压时心输出量通常正常但主动脉压力升高，因此需开放主动脉瓣启动心室射血（动脉舒张压）的左室收缩压增高（从80 mm Hg升高至90 mm Hg）（图11），左室压力峰值也升高（从120 mm Hg升高至150 mm Hg）。高血压在全身组织灌注和气体运输方面无任何益处，身体的生理功能状态并无提升，而左室做功却增加。

高血压时，每次心搏左室工作负荷增加，因此心脏收缩力增强。这一效应通过交感神经调节实现。交感神经末梢释放去甲肾上腺素，激动心肌细胞表面的β肾上腺素能受体，增加心肌细胞内的环磷酸腺苷水平，提高肌浆网对Ca^{2+}的释放和摄取，使更多ATP降解。总之，高血压时ATP降解率高于正常状态下ATP降解率，才能维持心脏做功的增加（图11）。 而ATP降解率增高需ATP生成相应增加。线粒体利用碳基能源（主要是葡萄糖、乳酸和脂肪酸）代谢和氧化过程中产生的电子，进行氧化磷酸化，合成ATP（图11）。因此，高血压时心肌处于慢性代谢应

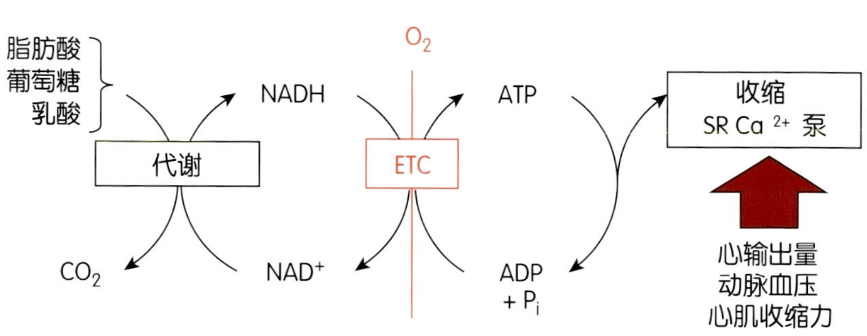

图11. 图示：心脏负荷、心肌氧耗和线粒体能量代谢之间的紧密联系。高血压对心肌造成严重的代谢应激。

缩写：ADP，二磷酸腺苷；ATP，三磷酸腺苷；ETC，电子传递链；NADH，烟酰胺腺嘌呤二核苷酸（还原型）；NAD +，烟酰胺腺嘌呤二核苷酸（氧化型）；Pi，无机磷酸盐；SR，肌浆网。

激状态，即便没有出现心脏肥大，高血压患者与血压正常者相比，每克心肌组织的代谢也更活跃。

虽然心输出量并无明显增加，但心脏需克服更高负荷泵血，因此高血压使心脏能量无谓消耗。如图12所示（左图），左心室能量消耗可通过左室压力-容积面积与心率进行计算，并决定心脏耗氧率和能量代谢率。因此，动脉血压的慢性增加也需心肌血流量、碳基能源物质的氧化和氧耗量成比例增加，增加ATP合成以应对ATP降解需求增加。例如，动脉收缩压从正常值增高25%（从120 mm Hg升高至150 mm Hg）将导致左室收缩峰压、左心室压力-容积环面积和功率输出成比例增高25%（图12，右图，阴影区域）。这是假设心率恒定时计算出的结果。然而，高血压时心率往往加快，从而进一步增加心脏做功和心肌耗氧，心脏代谢应激也增强。

倘若左室心肌重量正常，则高血压增加每克心肌组织的氧耗率。然而，事实往往并非如此，动脉血压及左室做功增加常常导致心脏代偿性肥厚。因

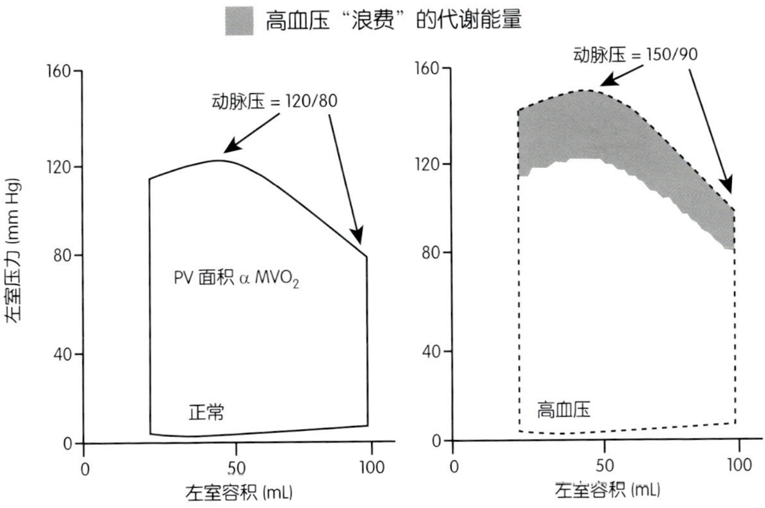

图12. 高血压对左心室工作负荷的影响。压力-容积环面积是决定心肌氧耗量的主要因素。注意：高血压时心脏需要更多能量应对压力容积环顶部增高导致的工作负荷增加，因而心肌氧耗量增加。这一现象不伴随每搏输出量或心排出量的增加，从图中可发现正常和高血压时压力容积环的宽度一致。。

缩写：LV，左心室；MVO_2，心肌耗氧量；PV，压力-容积。

11. Knowlton FP, Starling EH. Experiments on the consumption of sugar in the normal and the diabetic heart. *J Physiol*. 1912;XLIV:146-163.

12. Randle PJ, Garland PB, Hales CN, Newsholme EA. The glucose fatty-acid cycle. Its role in insulin sensitivity and the metabolic disturbances of diabetes mellitus. *Lancet*. 1963;1:785-789.

13. Bradley D, Conte C, Mittendorfer B, et al. Gastric bypass and banding equally improve insulin sensitivity and beta cell function. *J Clin Invest*. 2012;122:4667-4674.

14. Algahim MF, Sen S, Taegtmeyer H. Bariatric surgery to unload the stressed heart: a metabolic hypothesis. *Am J Physiol Heart Circ Physiol*. 2012;302:H1539-H1545.

15. Tahrani AA, Bailey CJ, Del PS, Barnett AH. Management of type 2 diabetes: new and future developments in treatment. *Lancet*. 2011;378:182-197.

16. Algahim MF, Sen S, Taegtmeyer H. Bariatric surgery to unload the stressed heart: a metabolic hypothesis. *Am J Physiol Heart Circ Physiol*. 2012;302:H1539-H1545.

17. McNulty PH. Metabolic responsiveness to insulin in the diabetic heart. *Am J Physiol Heart Circ Physiol*. 2006;290:H1749-H1751.

18. Jagasia D, Whiting JM, Concato J, Pfau S, McNulty PH. Effect of non-insulin-dependent diabetes mellitus on myocardial insulin responsiveness in patients with ischemic heart disease. *Circulation*. 2001;103:1734-1739.

19. Peterson LR, Herrero P, McGill J, et al. Fatty acids and insulin modulate myocardial substrate metabolism in humans with type 1 diabetes. *Diabetes*. 2008;57:32-40.

20. Stanley WC, Recchia FA, Lopaschuk GD. Myocardial substrate metabolism in the normal and failing heart. *Physiol Rev*. 2005;85:1093-1129.

21. Lopaschuk GD, Ussher JR, Folmes CD, Jaswal JS, Stanley WC. Myocardial fatty acid metabolism in health and disease. *Physiol Rev*. 2010;90:207-258.

22. Bing RJ, Siegel A, Ungar I, Gilbert M. Metabolism of the human heart. II. Studies on fat, ketone and amino acid metabolism. *Am J Med*. 1954;16:504-515.

23. Ungar I, Gilbert M, Siegel A, Blain JM, Bing RJ. Studies on myocardial metabolism. IV. Myocardial metabolism in diabetes. *Am J Med*. 1955;18:385-396.

24. Avogaro A, Nosadini R, Doria A, et al. Myocardial metabolism in insulin-deficient diabetic humans without coronary artery disease. *Am J Physiol*. 1990;258:E606-E618.

25. Hall JL, Lopaschuk GD, Barr A, Bringas J, Pizzurro RD, Stanley WC. Increased cardiac fatty acid uptake with dobutamine infusion in swine is accompanied by a decrease in malonyl CoA levels. *Cardiovasc Res*. 1996;32:879-885.

26. Stanley WC, Lopaschuk GD, Hall JL, McCormack JG. Regulation of myocardial carbohydrate metabolism under normal and ischaemic conditions. Potential for pharmacological interventions. *Cardiovasc Res*. 1997;33:243-257.

27. Young LH, Renfu Y, Russell R, et al. Low-flow ischemia leads to translocation of canine heart GLUT-4 and GLUT-1 glucose transporters to the sarcolemma in vivo. *Circulation*. 1997;95:415-422.

28. Lopaschuk GD, Stanley WC. Glucose metabolism in the ischemic heart. *Circulation*. 1997;95:313-315.

29. Hall JL, Sexton WL, Stanley WC. Exercise training attenuates the reduction in myocardial GLUT-4 in diabetic rats. *J Appl Physiol*. 1995;78:76-81.

30. Hall JL, Stanley WC, Lopaschuk GD, et al. Impaired pyruvate oxidation but normal glucose uptake in diabetic pig heart during dobutamine-induced work. *Am J Physiol*. 1996;271:H2320-H2329.

31. Herrero P, Peterson LR, McGill JB, et al. Increased myocardial fatty acid metabolism in patients with type 1 diabetes mellitus. *J Am Coll Cardiol*. 2006;47:598-604.

32. Stanley WC, Marzilli M. Metabolic therapy in the treatment of ischaemic heart disease: the pharmacology of trimetazidine. *Fundam Clin Pharmacol*. 2003;17:133-145.

33. Szwed H, Sadowski Z, Elikowski W, et al. Combination treatment in stable effort angina using trimetazidine and metoprolol: results of a randomized, double-blind, multicentre study (TRIMPOL II). TRIMetazidine in POLand. *Eur Heart J*. 2001;22:2267-2274.

34. Ribeiro LW, Ribeiro JP, Stein R, Leitao C, Polanczyk CA. Trimetazidine added to combined hemodynamic antianginal therapy in patients with type 2 diabetes: a randomized crossover trial. *Am Heart J*. 2007;154:78.e1-7.
35. Fragasso G, Piatti PM, Monti L, et al. Short- and long-term beneficial effects of trimetazidine in patients with diabetes and ischemic cardiomyopathy. *Am Heart J*. 2003;146:E18.
36. Rosano GM, Vitale C, Sposato B, Mercuro G, Fini M. Trimetazidine improves left ventricular function in diabetic patients with coronary artery disease: a double-blind placebo-controlled study. *Cardiovasc Diabetol*. 2003;2:16.
37. Belardinelli R, Cianci G, Gigli M, Mazzanti M, Lacalaprice F. Effects of trimetazidine on myocardial perfusion and left ventricular systolic function in type 2 diabetic patients with ischemic cardiomyopathy. *J Cardiovasc Pharmacol*. 2008;51:611-615.
38. de las FL, Herrero P, Peterson LR, Kelly DP, Gropler RJ, Davila-Roman VG. Myocardial fatty acid metabolism: independent predictor of left ventricular mass in hypertensive heart disease. *Hypertension*. 2003;41:83-87.
39. de las FL, Soto PF, Cupps BP, et al. Hypertensive left ventricular hypertrophy is associated with abnormal myocardial fatty acid metabolism and myocardial efficiency. *J Nucl Cardiol*. 2006;13:369-377.
40. Davila-Roman VG, Vedala G, Herrero P, et al. Altered myocardial fatty acid and glucose metabolism in idiopathic dilated cardiomyopathy. *J Am Coll Cardiol*. 2002;40:271-277.
41. Neglia D, De CA, Marraccini P, et al. Impaired myocardial metabolic reserve and substrate selection flexibility during stress in patients with idiopathic dilated cardiomyopathy. *Am J Physiol Heart Circ Physiol*. 2007;293:H3270-H3278.
42. Lakatta EG. Age-associated cardiovascular changes in health: impact on cardiovascular disease in older persons. *Heart Fail Rev*. 2002;7:29-49.
43. Bleumink GS, Knetsch AM, Sturkenboom MC, et al. Quantifying the heart failure epidemic: prevalence, incidence rate, lifetime risk and prognosis of heart failure. The Rotterdam Study. *Eur Heart J*. 2004;25:1614-1619.
44. Uren NG, Camici PG, Melin JA, et al. Effect of aging on myocardial perfusion reserve. *J Nucl Med*. 1995;36:2032-2036.
45. Lesnefsky EJ, Moghaddas S, Tandler B, Kerner J, Hoppel CL. Mitochondrial dysfunction in cardiac disease: ischemia--reperfusion, aging, and heart failure. *J Mol Cell Cardiol*. 2001;33:1065-1089.
46. Fannin SW, Lesnefsky EJ, Slabe TJ, Hassan MO, Hoppel CL. Aging selectively decreases oxidative capacity in rat heart interfibrillar mitochondria. *Arch Biochem Biophys*. 1999;372:399-407.
47. Lucas DT, Szweda LI. Declines in mitochondrial respiration during cardiac reperfusion: age-dependent inactivation of alpha-ketoglutarate dehydrogenase. *Proc Natl Acad Sci U S A*. 1999;96:6689-6693.
48. Hansford RG, Castro F. Age-linked changes in the activity of enzymes of the tricarboxylate cycle and lipid oxidation, and of carnitine content, in muscles of the rat. *Mech Ageing Dev*. 1982;19:191-200.
49. Lakatta EG, Gerstenblith G, Angell CS, Shock NW, Weisfeldt ML. Diminished inotropic response of aged myocardium to catecholamines. *Circ Res*. 1975;36:262-269.
50. Gerstenblith G, Frederiksen J, Yin FC, Fortuin NJ, Lakatta EG, Weisfeldt ML. Echocardiographic assessment of a normal adult aging population. *Circulation*. 1977;56:273-278.
51. Guarnieri T, Spurgeon H, Forehlich JP, Weisfeldt ML, Lakatta EG. Diminished inotropic responses but unaltered toxicity to acetylstrophanthidin in the senescent beagle. *Circulation*. 1979;60:1548-1554.
52. Yin FC, Spurgeon HA, Greene HL, Lakatta EG, Weisfeldt ML. Age-associated decrease in heart rate response to isoproterenol in dogs. *Mech Ageing Dev*. 1979;10:17-25.
53. Rodeheffer RJ, Gerstenblith G, Becker LC, Fleg JL, Weisfeldt ML, Lakatta EG. Exercise cardiac output is maintained with advancing age in healthy human subjects: cardiac dilatation and increased stroke volume compensate for a diminished heart rate. *Circulation*. 1984;69:203-213.
54. Lesnefsky EJ, Gallo DS, Ye J, Whittingham TS, Lust WD. Aging increases ischemia-reperfusion injury in the isolated, buffer-perfused heart. *J Lab Clin Med*. 1994;124:843-851.
55. Lakatta EG. Cardiovascular regulatory mechanisms in advanced age. *Physiol Rev*. 1993;73:413-467.

56. Jugdutt BI, Jelani A, Palaniyappan A, et al. Aging-related early changes in markers of ventricular and matrix remodeling after reperfused ST-segment elevation myocardial infarction in the canine model. Effect of early therapy with an angiotensin II type 1 receptor blocker. *Circulation*. 2010;122:341-351.
57. Lesnefsky EJ, Hoppel CL. Ischemia-reperfusion injury in the aged heart: role of mitochondria. *Arch Biochem Biophys*. 2003;420:287-297.
58. Boengler K, Schulz R, Heusch G. Loss of cardioprotection with ageing. *Cardiovasc Res*. 2009;83:247-261.
59. Lucas DT, Szweda LI. Cardiac reperfusion injury: aging, lipid peroxidation, and mitochondrial dysfunction. *Proc Natl Acad Sci U S A*. 1998;95:510-514.
60. Jugdutt BI, Palaniyappan A, Uwiera RR, Idikio H. Role of healing-specific-matricellular proteins and matrix metalloproteinases in age-related enhanced early remodeling after reperfused STEMI in dogs. *Mol Cell Biochem*. 2009;322:25-36.
61. McMillin JB, Taffet GE, Taegtmeyer H, Hudson EK, Tate CA. Mitochondrial metabolism and substrate competition in the aging Fischer rat heart. *Cardiovasc Res*. 1993;27:2222-2228.
62. Kates AM, Herrero P, Dence C, et al. Impact of aging on substrate metabolism by the human heart. *J Am Coll Cardiol*. 2003;41:293-299.
63. Hall JL, Mazzeo RS, Podolin DA, Cartee GD, Stanley WC. Exercise training does not compensate for age-related decrease in myocardial GLUT-4 content. *J Appl Physiol*. 1994;76:328-332.

心脏能量代谢在衰竭心脏中的适应

J. Eduardo Rame

摘要

心力衰竭是一种进展性综合征，其特点是左心功能不全伴充血和适应不良性神经内分泌激活。近年来，人们认识到此综合征的另一方面，即其还涉及其他器官（脂肪组织和骨骼肌）与内分泌系统（分泌胰岛素、瘦素、脂联素，负责调控这些器官与衰竭心脏的相互作用）的代谢紊乱。慢性心力衰竭与全身和心肌胰岛素抵抗增加、心脏能量受损和体重减轻（包括较晚期阶段的恶病质）相关。本章将总结目前已阐明的心脏代谢适应机制，并将详细说明似乎为慢性心力衰竭所特有的代谢网络。尽管迄今为止已有重大进展，但我们对人类心力衰竭代谢表型各种成分的理解仍然不足，需要进一步开展此领域的相关研究。

引言

心肌和骨骼肌均存在应对生理性挑战的内生适应系统（例如运动训练中的肥厚性重塑和静止状态下的“冬眠”现象）。所有这些适应性反应的核心均是一个灵活的代谢回路——其能够“切换”首选能量底物并调节氧化和非氧化能量转导通路，从而达到最佳适应状态并优化器官表现以应对生理性挑战。

慢性心力衰竭是一种心功能不全综合征，临床表现为体静脉或肺静脉充血，其与低心输出量共同成为泵衰竭（表现为疾病临床进展）病理状态的基础。尽管心力衰竭（HF）的药物治疗已取得重大进展，但在全世界范围内，晚期HF的负担极大，且患者的死亡率高、生活质量下降。密切相关的神经激素系统[交感神经系统（SNS）、肾素-血管紧张素-醛固酮系统（RAAS）和利钠肽系统（NPS）]的活化构成了适应性反应，而这种适应长期下来会出现适应不良，这被认为是疾病进展以及治疗干预的一个中心机制。近年来，慢性HF的代谢表型逐渐成为该综合征另一个可以作为新的药物干预靶点（倘若观察到的代谢异常可被彻底理解并在机制上得到解释）的重要方面。迄今为止，发现的代谢紊乱包括：①全身和心肌胰岛素抵抗；②线粒体功能障碍；③较晚期阶段中进行性体重下降导致的“心脏病恶病质”；④与脂质代谢下调（主要能量底物从脂肪酸转变为葡萄糖）、氧化磷酸化下降和三磷酸腺苷（ATP）转运系统失调有关的心肌能量衰竭[1]。在本章中，我们将综述与病理性心脏肥大和慢性收缩性HF相关的代谢适应，并总结人类HF中由左室机械辅助装置导致的这种代谢表型的变化和逆转。在本章中，应牢记两条原则：①慢性HF综合征具有异质性，存在多种病因和合并状况（例如胰岛素抵抗和衰老），这些会影响对HF的生理反应和代谢适应；②由于这一原因及其他原因，目前为止的动物模型均无法解释这种异质性背后的复杂性，所以难以将有意义的发现转化为临床应用。

心脏肥大中的代谢适应

数种动物模型和人类研究已经确定病理性心脏肥大与脂肪酸氧化下降和葡萄糖利用增高相关——符合“胎儿代谢程序”的再诱导或再现的表现。在一个中度左心室肥大（LVH）的猪模型中，虽然基础状态下的葡萄糖或游离脂肪酸（FFA）摄取无差异，但多巴胺刺激后的心肌工作负荷增加导致LVH猪对葡萄糖的摄取显著增加（葡萄糖氧化和无氧糖酵解均增加）[2]。在人体内，使用正电子发射断层扫描（PET）测定的心肌脂肪酸氧化与左心室质量和高血压性LVH独立相关[3,4]。另一项研究使用^{31}P磁共振光谱技术[测量人类心脏中肌酸激酶（CK）系统的ATP流量]对LVH患者进行了高能磷酸盐代谢评价，发现在LVH中通过CK的净ATP流量降低了30%，在LVH合并充血性HF患者中显著降低65%。这些结果表明心肌能量转移的缺陷可能促进了LVH向HF的转化[5]。

收缩性心力衰竭中的代谢适应——灵活性丧失和潜在的适应不良

在静息状态下，衰竭心脏的能源利用更偏向葡萄糖氧化，而减少FFA氧化。在衰竭的心肌中，葡萄糖的摄取和利用增加，脂肪酸的摄取和氧化下降。这通常被称为向“胎儿模式”的转换或逆转，且被视为一种有利的适应[6,7]。这种对碳水化合物代谢的优先依赖性是基于葡萄糖氧化在生成高能磷酸盐方面的高效率。但是也可能涉及其他机制，例如表观遗传学因素（如内质网应激反应）诱导负责心肌FFA代谢的基因的非选择性下调。一项研究发现成人基因转录（例如涉及葡萄糖转运体 GLUT-4）的下调（而不是形成胎儿程序的转录的增加）能够解释心肌代谢向“胎儿模式”的转变[7]。几项研究已经确定晚期HF患者在心脏移植当时，取出的心肌中涉及脂肪酸氧化的酶类基因表达下调。在一个LVH和HF的啮齿动物模型[SHHF/Mcc- facp（SHHF）大鼠]中，时间模式下的心肌能量代谢特征表明，SHHF大鼠与对照组相比，在LVH和HF阶段中均存在脂肪酸氧化酶类mRNA水平的下调（>70%），但中链乙酰辅酶A（CoA）脱氢酶（负责催化脂肪酸氧化过程的一个限速步骤）的活性和稳态水平在心力衰竭阶段前无显著性下降[8]。另一项研究使用了起搏诱发HF犬模型，发现心肌对FFA的摄取和氧化下降与FFA氧化程序的转录控制（通过核受体类视黄醇X受体）水平下降相关[9]。

HF中FFA的摄取和氧化受损而葡萄糖氧化利用更多，这要求葡萄糖的运输和氧化受到高度调节以满足心肌需求。因此，心肌胰岛素抵抗的存在（据报道其在慢性HF的更晚期阶段与全身胰岛素抵抗共同存在）限制了葡萄糖摄取和氧化并削弱了心脏产生ATP的能力。使用起搏诱发 HF 犬模型的研究提供了第一个与进展性左室功能不全相关的心肌和全身胰岛素抵抗的证据，还发现心肌胰岛素的信号转导（Akt-1的活化与GLUT-4的转运下降）受损[10]。这种动物模型能够揭示HF疾病进展的代谢表型，确定HF晚期阶段中增高的血清FFA浓度和全身胰岛素抵抗（图13），从而证实将胰岛素敏感性作为人类HF一个预后因素的重要意义[11,12]。无论是否存在糖尿病，慢性HF的患者若存在胰岛素敏感性下降则预后较差。基于这些发现，慢性HF患者的心肌对生理应激表现出“代谢储备”受损就不足为奇了。在针对扩张型心肌病患者的另一项重要研究中发现，在心房起搏的生理应激期间，心脏优先利用碳水化合物，但增加葡萄糖摄取的能力明显受损（葡萄糖摄取在15分钟内无变化）（而对照组在应激期间，葡萄糖摄取与基线相比增加至2倍）[13]。此研究对一个基于动物模型而提出的概念提供了明确支持，即丧失正常心肌所具有的灵活代谢表型而转变为一种更生硬的底物利用程

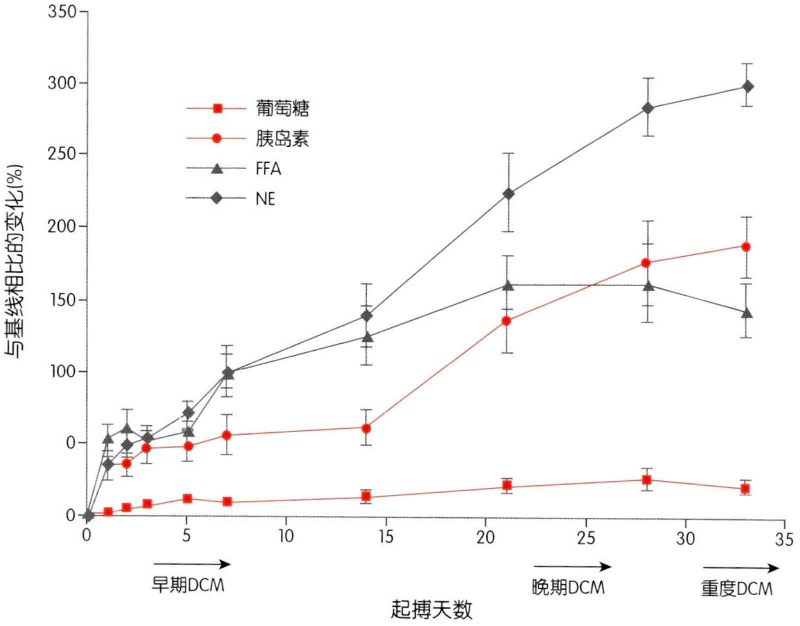

图13. 起搏诱发心力衰竭犬模型中，血浆去甲肾上腺素、非酯化脂肪酸、胰岛素和葡萄糖浓度的变化的时间进程。在从非衰竭心肌发展至晚期、重度扩张心肌病的过程中，神经激素（去甲肾上腺素）的激活程度进行性上升。在心力衰竭的更晚期阶段，还存在游离脂肪酸和胰岛素水平的升高——前者很可能是因为在交感神经系统和利钠肽系统的神经体液活化背景下脂解的持续和增强而出现。参考文献 10：Nikolaidis LA et al.Cardiovasc Res.2004;61:297-306.© 2004, Oxford University Press.

缩写：DCM，扩张型心肌病；FFA，游离脂肪酸；NE，去甲肾上腺素。

序，这具有生理学上的限制性和有害性。

在糖尿病和饮食诱发的肥胖中，葡萄糖利用受损的机制涉及了脂毒性，最近还发现慢性HF中也是如此。肥胖症脂代谢紊乱导致的终末器官毒性包括非酒精性脂肪肝、心肌病、骨骼肌中细胞内脂质积聚伴胰岛素信号通路受损及胰腺β细胞功能障碍（图14）。涉及特定代谢靶点——脂蛋白脂肪酶（LpL）调控的动物模型表明，心肌特异性LpL基因敲除和锚定于心肌细胞的LPL的转基因超表达均可导致心肌功能障碍，但其机制不尽相同。对于前者[14,15]，心肌不能利用FFA底物且无法通过非酯化脂肪酸的运输或葡萄糖代谢增加来代偿，对于后者，则存在心脏脂毒性[16,17]。

在人类中开展的转化研究发现伴发饮食诱发肥胖症或糖尿病的晚期HF患者心脏移植时心肌内三酰甘油（TAG）水平增高——此表型已在数种肥胖和糖尿病动物模型（包括Zucker糖尿病肥胖啮齿动物模型）中重现[18]。据推测，心肌FFA氧化受损（存在于慢性HF中）连同糖尿病和肥胖患者中FFA的供应增加，将导致与心肌功能障碍相关的心肌内脂质超载。通过区分中性脂类（例如TAG ）和有毒脂质中间体[如甘油二酯（DAG）和神经酰胺类]，更近期的一项研究证实终末期HF患者与无HF的对照相比，前者心肌层中存在TAG降低以及脂毒性DAG和神经酰胺类的增高[19]。此结果表明脂毒性应激可能在人类HF的进展中发挥一定作用，这可作为此综合征的晚期、难治阶段中的另一靶向机制。此外，研究确定终末期HF患者的心肌中胰岛素信号通路活化降低，作者推测毒性脂质中间体的积聚可能通过激活蛋白激酶C，从而在慢性HF相关性胰岛素信号通路受损的发生发展中起到一定作用。一项纳入了血中脂肪酸水平增高肥胖患者的研究提出了这种由脂质超载所诱导、受脂肪酸代谢产物（酰基辅酶A、DAG、神经酰胺）的积聚特异性驱动的胰岛素抵抗机制[20]。作者认为，该脂毒性假说（即细胞内脂质积聚将使心脏和其他器官易于受到多种形式的损伤，例如细胞凋亡和终末器官衰竭）是心肌胰岛素抵抗的一种潜在机制，是慢性HF相关性代谢综合征的一个基本特征（图14）。

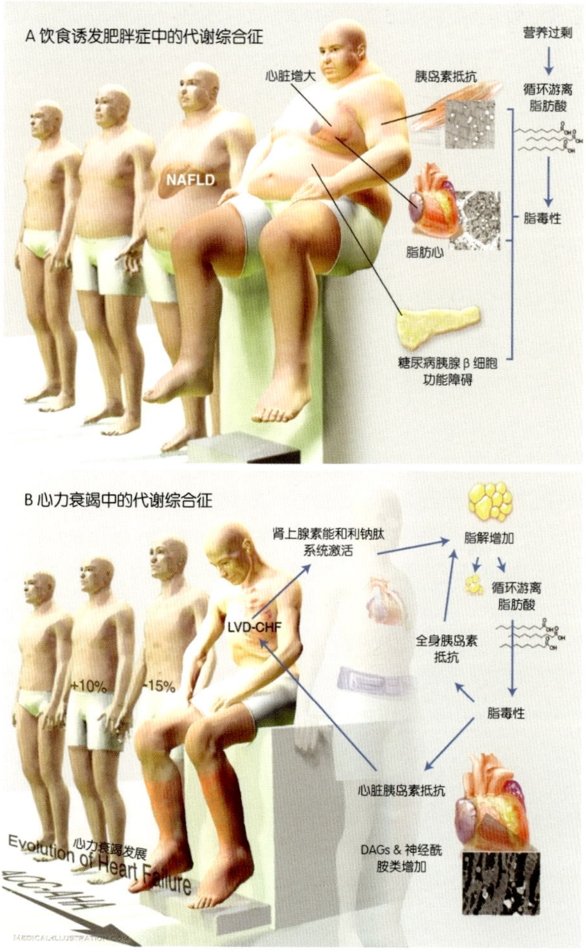

图 14. (A) 饮食诱发肥胖症和 (B) 心力衰竭中的代谢综合征。A 营养过剩导致进行性体重增加，导致脂质在非脂肪组织（如肝脏、心脏和骨骼肌、胰腺）中积聚。全身胰岛素抵抗与骨骼肌中肌细胞内脂质沉积增加相关，与终末器官脂毒性相关的胰腺β细胞功能障碍/凋亡将导致糖尿病。B 在心力衰竭中，肾上腺素能和利钠肽系统（均涉及脂肪细胞内的促脂质水解）的慢性激活导致体重下降和循环游离脂肪酸水平增高。全身胰岛素抵抗的存在与预后较差相关，心肌胰岛素抵抗与脂毒性相关（由于神经酰胺和甘油二酯的积聚）。在 A 和 B 中，受损的胰岛素信号通路将导致脂解的进一步增强，形成一种脂质代谢失调的恶性循环，这与饮食诱发肥胖症的疾病进展相关，且很可能与慢性心力衰竭的疾病进展相关。使用左室辅助装置后，全身和心肌胰岛素抵抗均有改善，这说明人类心力衰竭中的代谢表型可能是可逆的。参考文献 1：Rame JE.Circulation.2012;125:2809-2811.© 2012, Wolters Kluwer Health.

缩写：ACC/AHA, 美国心脏病学会/美国心脏协会的心力衰竭分期系统（A-B-C-D）；DAGs, 甘油二酯；LVD-CHF, 左室功能障碍–充血性心力衰竭；NAFLD, 非酒精性脂肪性肝病。

脂毒性假说面临的一个主要挑战是，一系列证据显示慢性HF是一种能源匮乏状态，而衰竭心脏是“燃料耗尽的发动机”[21]。近期的一项非靶向脂质研究表明，与非糖尿病无HF的健康对照受试者相比，非肥胖、非缺血、非糖尿病并进行了原位心脏移植术的终末期HF患者绝大多数脂质水平（包括DAG和神经酰胺）均显著减低[22]。

如在晚期HF中所见，关于人类HF中的心肌首选代谢底物从FFA转为葡萄糖，目前仍存在矛盾的数据[23-25]。转化型PET研究结果中的差异很可能是由于存在影响FFA代谢的几个变量：性别、糖尿病存在与否以及胰岛素抵抗的程度。一项重要的PET研究检测了原发性扩张型心肌病（IDCM）中的FFA氧化，发现慢性HF患者与对照（无HF）受试者相比，前者FFA摄取降低但FFA的氧化常数无差异[26]。在IDCM患者队列中，左室射血分数最低且胰岛素抵抗程度最明显[使用胰岛素抵抗的稳态评价模型（HOMA-IR）测量]的群体分别存在FFA摄取增加和FFA氧化增加；这个发现可能解释了人类HF中心脏代谢研究的差异。

在人类中开展的高能磷酸盐代谢研究（使用^{31}P磁共振光谱技术）争议较少。所有这些研究均一致证实了ATP的转移和利用受损，表明人类HF中的CK系统存在显著缺陷[27-31]。这些研究发现，慢性心肌病患者磷酸肌酸/ATP比值（心脏能量状态的一个有力指标）降低，该指标与左室射血分数和纽约心脏协会分级相关，且是扩张型心肌病患者死亡率的一个强力预测因子[29]。

通过左室机械去负荷逆转心力衰竭——重整代谢通路

左心室辅助装置（LVAD）最初设计用于帮助心内直视手术后需要短期循环支持患者的恢复。事实上，首次成功的LVAD植入（4日后取出）是于1966年为一例风湿性心脏病患者进行的，这例患者接受二尖瓣置换术后从心脏术后即将休克中恢复。随着更长期循环支持可能性的出现，慢性扩张的心脏可以通过左心室机械去负荷而得到改善，这在临床上是显而易见的。

使用心室辅助装置的血液动力学去负荷可使左室压力充分下降，从而对机械应力产生有益影响。已知机械应力的变化（包括增加和减少）可引起心肌细胞在细胞水平和分子水平做出反应。在机械去负荷的背景下，逆重构提示心肌在细胞和分子水平的反应得以维持，以实现更好的心脏弹性。这几项研究的结果明确表明，持续一段时间的机械去负荷可改善左室的功能和几何形状，将左室特性恢复至接近正常的状态（无法完全恢复正常）。在记录使用LVAD前后细胞或分子水平变化的研究中，大多数研究都发现了这个问题，包括代谢适应：机械去负荷使衰竭的人类心肌显著改善，但并不能将表型逆转至正常。

在HF中，心脏代谢的每个组分（底物利用、氧化磷酸化和ATP转移）均存在变化。正如我们在本章中所总结，慢性HF的特点表现为脂肪酸的利用下降、更依赖于葡萄糖代谢、心肌和全身胰岛素抵抗增加、电子传递链和ATP合成酶的活性降低以及ATP转移能力显著降低、线粒体和肌原纤维CK的活性均降低。尚无足够的证据支持HF中的代谢特征可被机械去负荷所逆转，此领域的相关研究较为匮乏。已有研究表明长期LVAD支持可改善心肌细胞的线粒体呼吸功能（主要是通过状态2和状态4呼吸控制的改善）[32]。另一项研究在取自终末期HF患者（准备进行LVAD心脏移植）的心肌制备物中发现一氧化氮介导的线粒体呼吸调节出现改善（与无LVAD诱导的机械去负荷患者相比）[33]。 综上，这两项研究表明人类终末期HF中的线粒体功能可能并未受到不可逆性损害，心肌病中的线粒体功能恢复机制需要进一步研究。

终末期HF的代谢特征揭示了与葡萄糖的优先利用和脂质代谢的下调相符的转录和转录后变化。最近，非糖尿病患者中LVAD前后的配对样本分析已证实与脂肪酸β-氧化（过氧化物酶体增殖物激活受体α）、线粒体生物合成（核呼吸因子-1）、葡萄糖代谢（GLUT-4）有关的基因表达显著增加，表明机械去负荷后心肌能量学改善。

Chokshi等的一项里程碑研究将脂毒性与心肌胰岛素抵抗进行关联考察，作者提出证据表明代谢紊乱与心肌衰竭存在特异相关性。他们证实在使用长期LVAD进行一段时间的机械去负荷后，心脏中胰岛素信号通路受损和脂毒性物质积聚是可逆的。研究表明在持续一段时间的机械循环支持后，心肌胰岛素信号通路改善[Akt和Foxo的磷酸化增加、心肌脂毒性降低、脂质代谢中涉及的基因（CD36、CPT1、ACO）表达增加、以及全身胰岛素抵抗的降低（由HOMA-IR测量）][19]。

结论

越来越多的证据表明慢性HF是一种能量匮乏状态，衰竭心脏则是“燃料耗尽的发动机”。衰竭心脏的特点为依赖葡萄糖且顺应性降低，针对不同生理需求（包括热量限制和运动）转换能量底物（脂质、葡萄糖、乳酸等）的能力丧失。数项研究（包括利用体内PET代谢方案的研究）已证实衰竭心脏更多地利用葡萄糖作为能量来源。更近期的研究确定终末期HF（胰岛素信号通路受损和线粒体功能障碍）患者心肌中脂质的水平增高，这提示脂毒性可能是HF和心肌胰岛素抵抗之间的关联环节。因此，两种不同但也不一定存在冲突的能量学假说应运而生以解释与晚期HF相关的代谢紊乱状态：脂毒性和衰竭心肌的能量匮乏。通过机械去负荷逆转长期行LVAD支持患者中代谢紊乱的可能性值得进一步研究（特别是随着分子成像和体内PET代谢研究的发展）。在慢性和机械辅助HF患者中开展的进一步研究将有望解决目前仍有待回答的基本问题：①慢性HF患者是否存在共同的代谢特征？其能够解释疾病进展（可导致极高的发病率和死亡率）吗？②根据我们从HF的神经激素激活中了解到的信息，这种代谢特征在适应性方面存在慢性适应不良吗？可以通过机械去负荷或使用新型药物对其进行逆转吗？

译者：李毅　曲鹏

参考文献

1. Rame JE. Chronic heart failure: a reversible metabolic syndrome? *Circulation*. 2012;125:2809-2811.
2. Massie BM, Schaefer S, Garcia J, et al. Myocardial high-energy phosphate and substrate metabolism in swine with moderate left ventricular hypertrophy. *Circulation*. 1995;91:1814-1823.
3. de las Fuentes L, Herrero P, Peterson LR, Kelly DP, Gropler RJ, Dávila-Román VG. Myocardial fatty acid metabolism: independent predictor of left ventricular mass in hypertensive heart disease. *Hypertension*. 2003;41:83-87.
4. de las Fuentes L, Soto PF, Cupps BP, et al. Hypertensive left ventricular hypertrophy is associated with abnormal myocardial fatty acid metabolism and myocardial efficiency. *J Nucl Cardiol*. 2006;13:369-377.
5. Smith CS, Bottomley PA, Schulman SP, Gerstenblith G, Weiss RG. Altered creatine kinase adenosine triphosphate kinetics in failing hypertrophied human myocardium. *Circulation*. 2006;114:1151-1158.
6. Bishop SP, Altschuld RA. Increased glycolytic metabolism in cardiac hypertrophy and congestive failure. *Am J Physiol*. 1970;218:153-159.
7. Razeghi P, Young ME, Alcorn JL, Moravec CS, Frazier OH, Taegtmeyer H. Metabolic gene expression in fetal and failing human heart. *Circulation*. 2001;104:2923-2931.
8. Sack MN, Rader TA, Park S, Bastin J, McCune SA, Kelly DP. Fatty acid oxidation enzyme gene expression is downregulated in the failing heart. *Circulation*. 1996;94:2837-2842.
9. Osorio JC, Stanley WC, Linke A, et al. Impaired myocardial fatty acid oxidation and reduced protein expression of retinoid X receptor-alpha in pacing-induced heart failure. *Circulation*. 2002;106:606-612.
10. Nikolaidis LA, Sturzu A, Stolarski C, Elahi D, Shen YT, Shannon RP. The development of myocardial insulin resistance in conscious dogs with advanced dilated cardiomyopathy. *Cardiovasc Res*. 2004;61:297-306.
11. Doehner W, Rauchhaus M, Ponikowski P, et al. Impaired insulin sensitivity as an independent risk factor for mortality in patients with stable chronic heart failure. *J Am Coll Cardiol*. 2005;46:1019-1026.
12. Witteles RM, Tang WH, Jamali AH, Chu JW, Reaven GM, Fowler MB. Insulin resistance in idiopathic dilated cardiomyopathy: a possible etiologic link. *J Am Coll Cardiol*. 2004;44:78-81.
13. Neglia D, De Caterina A, Marraccini P, et al. Impaired myocardial metabolic reserve and substrate selection flexibility during stress in patients with idiopathic dilated cardiomyopathy. *Am J Physiol Heart Circ Physiol*. 2007;293:H3270-H3278.
14. Augustus AS, Buchanan J, Park TS, et al. Loss of lipoprotein lipase-derived fatty acids leads to increased cardiac glucose metabolism and heart dysfunction. *J Biol Chem*. 2006;281:8716-8723.
15. Noh HL, Okajima K, Molkentin JD, Homma S, Goldberg IJ. Acute lipoprotein lipase deletion in adult mice leads to dyslipidemia and cardiac dysfunction. *Am J Physiol Endocrinol Metab*. 2006;291:E755-E760.
16. Kim JK, Fillmore JJ, Chen Y, et al. Tissue-specific overexpression of lipoprotein lipase causes tissue-specific insulin resistance. *Proc Natl Acad Sci U S A*. 2001;98:7522-7527.
17. Yokoyama M, Yagyu H, Hu Y, et al. Apolipoprotein B production reduces lipotoxic cardiomyopathy: studies in heart-specific lipoprotein lipase transgenic mouse. *J Biol Chem*. 2004;279:4204-4211.
18. Sharma S, Adrogue JV, Golfman L, et al. Intramyocardial lipid accumulation in the failing human heart resembles the lipotoxic rat heart. *FASEB J*. 2004;18:1692-1700.
19. Chokshi A, Drosatos K, Cheema FH, et al. Ventricular assist device implantation corrects myocardial lipotoxicity, reverses insulin resistance, and normalizes cardiac metabolism in patients with advanced heart failure. *Circulation*. 2012;125:2844-2853.
20. Shulman GI. Cellular mechanisms of insulin resistance. *J Clin Invest*. 2000;106:171-176.
21. Neubauer S. The failing heart--an engine out of fuel. *N Engl J Med*. 2007;356:1140-1151.
22. Bedi KMC, Margulies K, Blair I, Rame JE. Intramyocardial lipid dysregulation in end stage human heart failure. Paper presented at: American Heart Association Basic Cardiovascular Sciences 2013 Scientific Sessions; July 22-25, 2013; Las Vegas, NV.
23. Davila-Roman VG, Vedala G, Herrero P, et al. Altered myocardial fatty acid and glucose metabolism in idiopathic dilated cardiomyopathy. *J Am Coll Cardiol*. 2002;40:271-277.

24. Funada J, Betts TR, Hodson L, et al. Substrate utilization by the failing human heart by direct quantification using arterio-venous blood sampling. *PLoS One*. 2009;4:e7533.
25. Taylor M, Wallhaus TR, Degrado TR, et al. An evaluation of myocardial fatty acid and glucose uptake using PET with [18F]fluoro-6-thia-heptadecanoic acid and [18F]FDG in patients with congestive heart failure. *J Nucl Med*. 2001;42:55-62.
26. Tuunanen H, Engblom E, Naum A, et al. Decreased myocardial free fatty acid uptake in patients with idiopathic dilated cardiomyopathy: evidence of relationship with insulin resistance and left ventricular dysfunction. *J Card Fail*. 2006;12:644-652.
27. Hardy CJ, Weiss RG, Bottomley PA, Gerstenblith G. Altered myocardial high-energy phosphate metabolites in patients with dilated cardiomyopathy. *Am Heart J*. 1991;122:795-801.
28. Lamb HJ, Beyerbacht HP, van der Laarse A, et al. Diastolic dysfunction in hypertensive heart disease is associated with altered myocardial metabolism. *Circulation*. 1999;99:2261-2267.
29. Neubauer S, Horn M, Cramer M, et al. Myocardial phosphocreatine-to-ATP ratio is a predictor of mortality in patients with dilated cardiomyopathy. *Circulation*. 1997;96:2190-2196.
30. Neubauer S, Horn M, Pabst T, et al. Contributions of 31P-magnetic resonance spectroscopy to the understanding of dilated heart muscle disease. *Eur Heart J*. 1995;16(Suppl O):115-118.
31. Weiss RG, Gerstenblith G, Bottomley PA. ATP flux through creatine kinase in the normal, stressed, and failing human heart. *Proc Natl Acad Sci U S A*. 2005;102:808-813.
32. Lee SH, Doliba N, Osbakken M, Oz M, Mancini D. Improvement of myocardial mitochondrial function after hemodynamic support with left ventricular assist devices in patients with heart failure. *J Thorac Cardiovasc Surg*. 1998;116:344-349.
33. Mital S, Loke KE, Addonizio LJ, Oz MC, Hintze TH. Left ventricular assist device implantation augments nitric oxide dependent control of mitochondrial respiration in failing human hearts. *J Am Coll Cardiol*. 2000;36:1897-1902.

急性和慢性缺血中的心脏能量代谢调节

Gary D. Lopaschuk

摘要

缺血会导致心脏能量代谢发生极大改变。正常心脏有氧代谢中，脂肪酸和碳水化合物的代谢受到严格调控，脂肪酸和葡萄糖的线粒体氧化代谢负责大部分的能量生成。在缺血过程中，心肌产能总量显著下降，糖酵解增强作为能量来源。缺血后的成功再灌注可恢复线粒体氧化代谢的产能作用。然而，脂肪酸氧化会成为心脏能量来源的主力，而这是以牺牲葡萄糖氧化作为代价。缺血/再灌注心脏中的低葡萄糖氧化对心脏效率和功能均有不利影响。不过，可以使用药理学方法（抑制脂肪酸氧化和/或刺激葡萄糖氧化）恢复脂肪酸氧化和葡萄糖氧化之间的平衡。本节将描述在缺血和缺血/再灌注心脏中发生的心脏能量变化，并探讨可用于改变能量底物代谢以改善缺血/再灌注心脏的心脏功能和效率的一些新型药物干预措施。

引言

心脏必须持续生成大量三磷酸腺苷（ATP）以维持收缩功能。事实上心脏并无ATP储备，倘若心肌的ATP合成停止，则心脏将在5~6次心跳内丧失收缩功能。心脏中ATP的持续合成主要通过脂肪酸和碳水化合物代谢来实现（图15A）。但是，心脏也可利用酮体和氨基酸作为ATP合成的能量来源[1-5]。在成人的心脏中，超过90%的ATP来自线粒体氧化磷酸化，剩余则来自糖酵解（图15B）。通常，线粒体生成的绝大多数ATP来自脂肪酸β-氧化[1-5]。在心脏暴露于高水平的脂肪酸时，脂肪酸氧化在ATP生成中所占的比重显著增加（图15B）。但在某些因素影响下，心脏能迅速转换而利用其他能量底物（例如糖酵解和碳水化合物氧化）。这些因素包括：①收缩力需求；②营养状态；③激素影响；④氧供；⑤能量代谢通路的转录/翻译和翻译后控制；和/或⑥是否存在基础心脏病[1-5]。

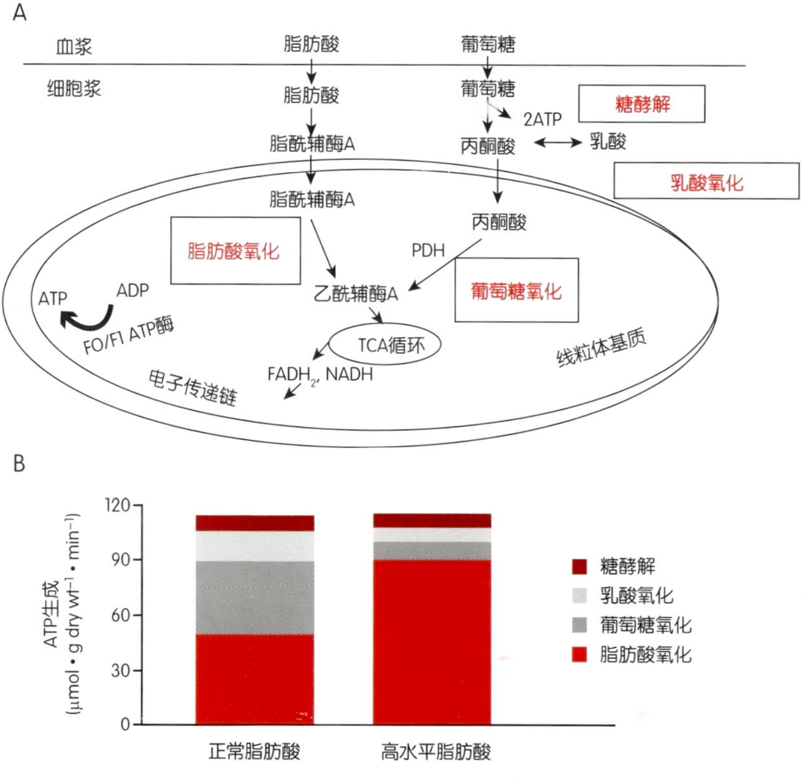

图15. 心脏的能量代谢。A：心脏的能量来源B：以正常或高水平脂肪酸灌注的心脏中脂肪酸氧化、葡萄糖氧化、乳酸氧化和糖酵解对三磷酸腺苷生成的相对贡献。使用11 mM葡萄糖、1 mM乳酸、3%白蛋白和0.4 mM棕榈酸（正常脂肪酸）或1.2 mM棕榈酸（高水平脂肪酸）灌注离体工作心脏（如参考文献3所述）。

缩写：ADP，二磷酸腺苷；ATP，三磷酸腺苷；$FADH_2$，黄素腺嘌呤二核苷酸（还原型）；NADH，烟酰胺腺嘌呤二核苷酸（还原型）；PDH，丙酮酸脱氢酶；TCA，三羧酸。

心肌缺血是心脏的应激形式，这种心肌能量供求的失衡会使能量代谢发生重大变化。这种情况是现今社会中死亡和心力衰竭的主要原因。心肌缺血过程中和缺血后发生的心脏功能障碍原因复杂，涉及很多因素。而现在越来越清楚的是，除向心脏提供能量以外，心肌缺血时和缺血后利用的能量来源也对缺血性损伤的程度有重大影响[1,4]。因此，对能量代谢的优化正逐渐成为心肌缺血治疗的新方法[1,4]。

有氧心脏的能量代谢

脂肪酸β-氧化是成人心脏的主要能量来源[1-5]。脂肪酸（结合至血清白蛋白的游离脂肪酸或从三酰甘油释放的脂肪酸）通过载体介导的通路或易化扩散而进入心肌细胞。一旦进入细胞浆，他们就会被酰基辅酶A合成酶转化为脂酰辅酶A（CoA）酯类（图16）。来自脂酰辅酶A的脂肪酸基团再被转移至肉碱并通过肉毒碱穿梭系统[肉碱棕榈酰基转移酶（CPT）–1和CPT–2]被摄取入线粒体，在此处被转换回长链酰基辅酶A。一旦进入线粒体，脂肪酸就会发生β-氧化。该氧化过程会产生乙酰辅酶A，之后乙酰辅酶A进入三羧酸（TCA）循环产生还原当量，用于ATP生成过程中的电子传递链（ETC）（图16）。

葡萄糖和乳酸是心脏ATP的其他两个主要来源。心脏利用的葡萄糖来自内源性糖原储备或由葡萄糖转运体1（GLUT-1）和 葡萄糖转运体4（GLUT-4）转运入心肌细胞。糖酵解是葡萄糖代谢通路的第一部分，它能在缺氧情况下合成ATP。糖酵解合成的ATP占比不足心脏ATP总量的10%，但其在应激情况下如局部缺血时会有所增强[1,2]。有多个关键位点调节糖酵解通量，其中包括：①葡萄糖转运；②内源性糖原的葡萄糖供应；③通过己糖激酶进行的葡萄糖初始磷酸化；④磷酸果糖激酶-1；⑤3-磷酸甘油醛脱氢酶；⑥丙酮酸激酶。

在碳水化合物产生的ATP中，绝大部分源自丙酮酸氧化，而丙酮酸来自糖酵解（葡萄糖氧化）或乳酸氧化（图15B）。葡萄糖和乳酸氧化的限速步骤是丙酮酸脱氢酶（PDH）复合体催化的反应。PDH受底物/产物比率和共价修饰的调节。线粒体NADH/NAD^+（烟酰胺腺嘌呤二核苷酸）

和乙酰辅酶A（CoA）的比例增加，PDH活性降低[6,7]。共价修饰包括磷酸化作用，其中PDH的去磷酸化与PDH活性呈正相关，而PDH的磷酸化会降低PDH活性，从而限制丙酮酸氧化[6]。PDH激酶（PDK）蛋白质表达增加会促进PDH的磷酸化作用，是降低PDH流出和葡萄糖氧化的一种主要机制（图17）。

心脏缺血过程中及缺血后的能量产生

局部心肌缺血对心脏能量代谢具有重大影响[2]。心脏中O_2和能量底物供应的中断会造成心脏收缩功能迅速丧失、高能磷酸盐耗竭以及离子稳态失衡[1,2]。心脏中O_2供应减少将同时抑制线粒体脂肪酸和碳水化合物氧化，

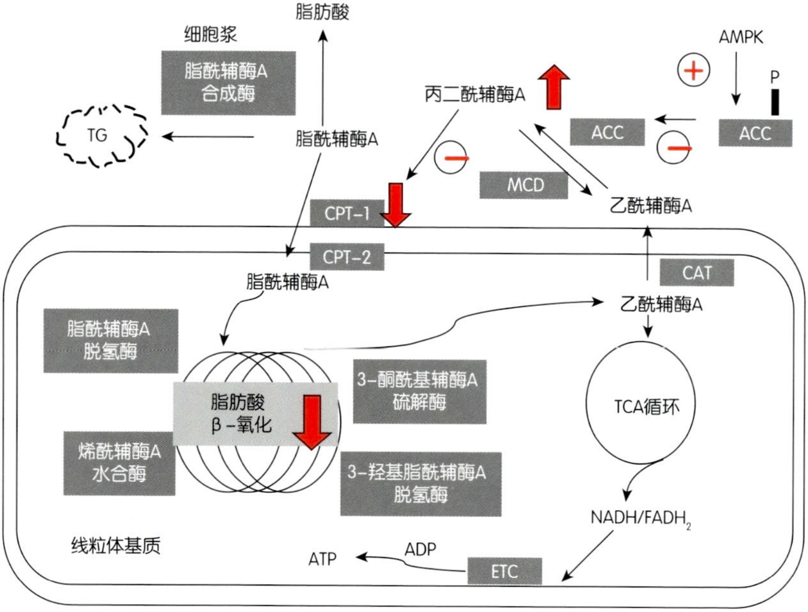

图16. 心脏脂肪酸氧化涉及的代谢途径。

缩写：ACC，乙酰辅酶A羧基酶；ADP二磷酸腺苷；AMPK，腺苷一磷酸-活化蛋白激酶；ATP，三磷酸腺苷；CAT，肉碱酰基转位酶；CPT-1，肉碱棕榈酰基转移酶-1；CPT-2，肉碱棕榈酰基转移酶-2；ETC，电子传递链；$FADH_2$，黄素腺嘌呤二核苷酸（还原型）；MCD，丙二酰辅酶A脱羧酶；NADH，烟酰胺腺嘌呤二核苷酸（还原型）；TG，三酰甘油。

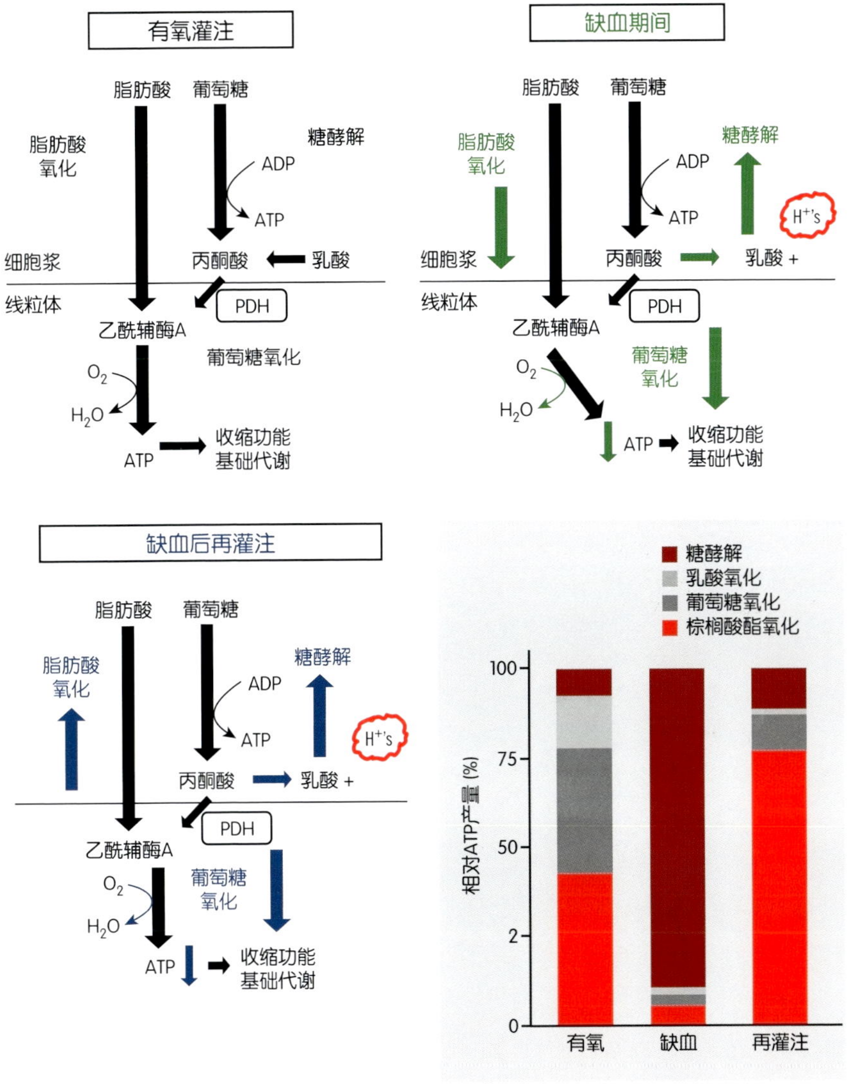

图 17. 缺血或缺血 / 再灌注过程中心肌能量代谢的变化。缺血过程中，氧气供应中断或减少，糖酵解成为能量产生的主要来源。由于脂肪酸的血浆水平升高，将作为底物主导剩余氧化代谢。再灌注过程中，糖酵解仍保持较高速率，但此时脂肪酸氧化超过葡萄糖氧化成为氧化代谢的主要来源。该过程中占主导的脂肪酸氧化速率将抑制葡萄糖氧化。葡萄糖氧化与糖酵解的解偶联会增加质子生成，最终导致心肌酸中毒和钙超载。

缩写：ADP，二磷酸腺苷；ATP，三磷酸腺苷；PDH，丙酮酸脱氢酶。

从而造成ATP 合成降低。由于糖酵解可在无O_2的情况下产生ATP，因此成为缺血性心脏极其重要的能量来源（图17）。糖酵解ATP 的增加有助于维持/纠正轻度至中度缺血过程中的离子稳态。然而，如果糖酵解与随后的丙酮酸氧化发生解偶联（由于线粒体氧化代谢降低），乳酸和H^+离子将在缺血性心脏中积聚。取决于缺血严重程度，这会导致心肌pH会大幅度降低，心肌中Na^+和Ca^{2+}离子积聚[1-4]。

若缺血心肌发生再灌注[例如，心肌梗死（MI）后机械或药理血管重建]，可逆性损伤心肌将出现线粒体氧化代谢恢复。然而，机械做功以及Na^+和Ca^{2+}离子稳态的重构所需的ATP 主要通过脂肪酸氧化迅速恢复到接近缺血前的速率来获得（图17）[8-9]，该过程将导致葡萄糖氧化出现相应的降低（通过Randle 循环）。此外，在再灌注过程中，糖酵解保持较高速率。H^+的产生随葡萄糖氧化与糖酵解解偶联程度的增加而增加[10-12]。遗憾的是，重建因H^+的增加导致的离子失平衡需要耗用能量，这使心脏功能和效率降低。一个支持该理念的证据是，基于抑制脂肪酸氧化和增加葡萄糖氧化的治疗策略减少了葡萄糖氧化与糖酵解的解偶联，降低了H^+产生并增加了心脏效率[10-16]。

多种机制参与形成了缺血性心脏的这种代谢表型。缺血过程中及缺血后循环脂肪酸水平升高，在某种程度上是由于应激诱导性“战或逃”反应的激活[1]。出于对丙二酰辅酶A 水平降低的应答，脂肪酸氧化速率也会出现增加，我们已证明丙二酰辅酶A 水平降低继发于缺血过程中腺苷一磷酸活化蛋白激酶（AMPK）的激活以及乙酰辅酶A 羧基酶（ACC）活性降低（图16）[17]。缺血诱导性AMPK 激活有两个结果：①脂肪酸氧化恢复；②糖酵解速率升高。因此，解偶联的葡萄糖代谢中的质子产生在再灌注中持续存在，影响pH 恢复[10-12]。

临床研究显示，克服脂肪酸对葡萄糖氧化的抑制可同时提高心脏功能和心脏效率，支持高脂肪酸氧化速率和低葡萄糖氧化速率在缺血性损伤中的重要作用。因此，抑制脂肪酸氧化的药物是治疗缺血性心脏病的新方法（见下文）。

慢性缺血后的心脏能量代谢

心肌缺血性损伤（例如，急性心肌梗死后）不仅减少存活心肌量，而且导致剩余存活心肌发生不良重构，进而导致心力衰竭。另外，这种“重构的”心肌内的能量代谢会发生改变。随着心力衰竭进展，心脏能量学受损，导致心肌磷酸肌酸（PCr）含量减少[18-20]。心力衰竭晚期还会发生耗氧速率和线粒体ETC缺陷，使得ATP生成量减少。因此，慢性缺血情况下衰竭的心脏通常被认为是“燃料耗尽的发动机”[18]。

缺血性心力衰竭伴发的能量底物代谢改变十分复杂，一定程度上取决于心力衰竭的分期/严重程度。心力衰竭患者在脂肪酸和碳水化合物氧化方面的改变，目前没有明确共识。有研究已证明，心力衰竭患者脂肪酸氧化速率既可能增加[21,22]，也可能降低[23,24]。

同样，慢性缺血性心力衰竭患者在葡萄糖氧化速率方面的变化也缺乏共识[25-28]。慢性缺血性心脏中糖酵解速率升高是目前一致的发现。在接受永久性冠状动脉结扎术的心脏，我们观察到糖酵解与葡萄糖氧化之间解偶联增加，伴随H^+增多和效率下降（数据未发表）。心力衰竭患者在心脏脂肪酸和葡萄糖利用率方面的改变可能对心脏效率产生负面影响，因此是可能的治疗目标。

通过优化能量代谢治疗缺血性心脏病

日趋明显的是，无论是急性还是慢性缺血性心脏，优化心脏能量代谢均能：①减少心脏损伤；②改善心脏功能；③改善心脏效率。这可通过刺激葡萄糖氧化从而改善糖酵解与葡萄糖氧化的偶联并减少心脏内H^+及乳酸的生成来实现[1,4,10-14]。葡萄糖氧化增加可以通过直接刺激葡萄糖氧化或抑制脂肪酸氧化来实现。

通过抑制脂肪酸氧化治疗缺血性心脏病

减少心脏的脂肪酸供应或直接抑制心脏内脂肪酸氧化可以降低心脏内脂肪酸氧化速率。当前已用于降低心肌缺血期间或缺血后心脏中循环脂肪酸水平的方法包括葡萄糖-胰岛素-钾（GIK）疗法[29,30]和过氧化物酶体增生物激活受体配体的使用[31,32]。这种循环脂肪酸浓度的降低可使心脏的脂肪酸摄取率和心肌脂肪酸β-氧化同时降低。然而，这些方法引发的并发症限制了其在降低心肌缺血患者脂肪酸氧化方面的临床实用。

β肾上腺素受体拮抗剂广泛用于治疗缺血性心脏病和心力衰竭。此类药物被认为通过其负性变力和变时作用减少心肌工作负荷，从而发挥节氧作用。然而，β肾上腺素受体阻滞也可减少儿茶酚胺诱发的脂解作用，从而降低心肌对血浆脂肪酸的利用率和摄取率。已有研究表明普萘洛尔可降低MI病程中增加的交感神经活性[33]，卡维地洛可使心力衰竭患者的心肌脂肪酸摄取减少57%[34]。尚未确定β肾上腺素受体拮抗剂的某些有益作用是否归功于心脏脂肪酸供应的减少。

参与心脏脂肪酸代谢的大量酶是抑制缺血心脏内脂肪酸氧化的潜在目标。作为介导线粒体摄取脂肪酸的限速酶，肉碱棕榈酰基转移酶-1（CPT-1）对于抑制心肌脂肪酸代谢而言是一个有吸引力的靶目标（图16）。现已开发了多种CPT-1抑制剂，包括乙莫克舍、羟苯甘氨酸和哌克昔林（图18），经实验证明，这些抑制剂都具有抗缺血作用并可有效缓解心力衰竭。乙莫克舍是CPT-1的不可逆性抑制剂，已有研究表明其可改善全心缺血后大鼠心脏的心肌功能，同时能够增加葡萄糖氧化[10,35-37]。然而，由于肝毒性问题，乙莫克舍的临床开发已被叫停。羟苯甘氨酸是另一种具有抗缺血作用的CPT-1抑制剂，但临床上并未使用[38]。临床上使用的一种CPT-1抑制剂为哌克昔林。哌克昔林是一种抗心绞痛药物，可降低心绞痛发作频率，已有研究表明，当与最大剂量抗心绞痛治疗药物联用时，哌克昔林可提高患者的运动能力[39-41]。哌克昔林的这些有益作用可归功于CPT-1抑制[39-41]。目前正在开展研究评估哌克昔林在心力衰竭治疗中的潜在临床应用。

另一种抑制心脏CPT-1的方法是增加丙二酰CoA（CPT-1的一种强效内源性抑制剂）的水平[42]。这可通过抑制丙二酰CoA脱羧酶（MCD）来实现，因为丙二酰CoA脱羧酶可使心脏内丙二酰CoA降解[5-6]。抑制MCD可增加小鼠和大鼠心脏内的丙二酰CoA含量，导致脂肪酸氧化减少和葡萄糖氧化增加[43,44]。在体需求诱导性心肌缺血猪模型、在体心肌梗死小鼠模型和离体缺血/再灌注大鼠及小鼠心脏中，MCD抑制均可提高心脏效率，改善心脏功能，减少梗死面积[15,43-45]。但迄今为止，MCD抑制并未在临床上用于治疗缺血性心脏病。

应用最为广泛的抑制心肌脂肪酸β-氧化的临床方法是直接抑制脂肪酸β-氧化路径的酶。这包括对脂肪酸β-氧化的部分抑制（曲美他嗪的功效）。曲美他嗪竞争性抑制长链3-酮酰基辅酶A硫解酶，导致心脏内脂肪酸氧化

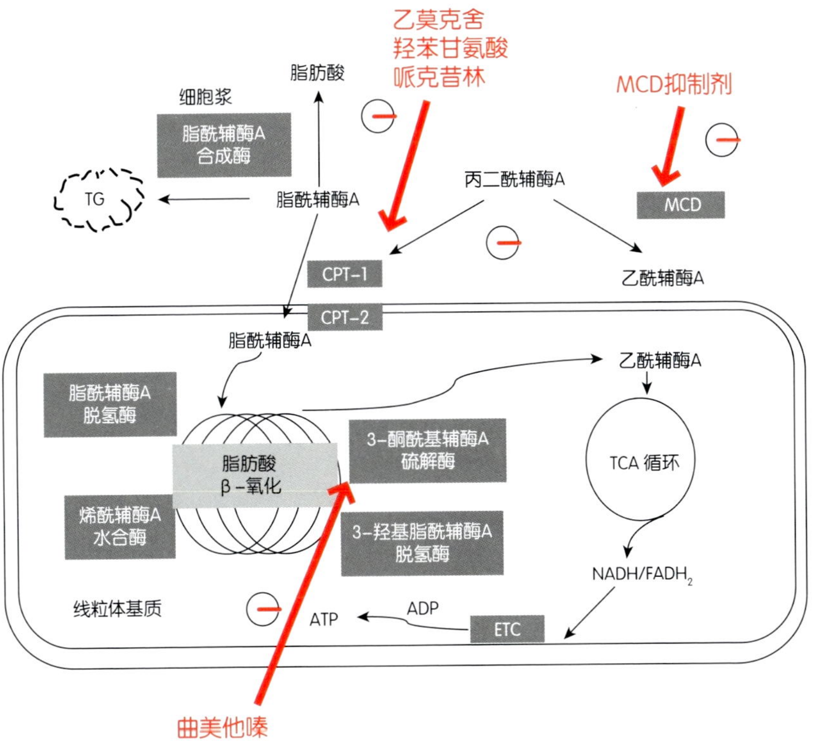

图18. 以脂肪酸氧化为靶标的缺血性心脏病治疗。可在不同水平上以脂肪酸氧化为靶标治疗缺血性心脏病。可使用肉碱棕榈酰基转移酶-1和丙二酰辅酶A脱羧酶抑制剂减少线粒体对长链乙酰辅酶A的摄取。部分脂肪酸氧化抑制剂，如曲美他嗪，可抑制心肌脂肪酸氧化速率。
缩写：ADP，二磷酸腺苷；ATP，三磷酸腺苷；CPT-1，肉碱棕榈酰基转移酶-1；CPT-2，肉碱棕榈酰基转移酶-2；ETC，电子传递链；$FADH_2$，黄素腺嘌呤二核苷酸（还原型）；MCD，丙二酰辅酶A脱羧酶；NADH，烟酰胺腺嘌呤二核苷酸（还原型）；TCA，三羧酸；TG，三酰甘油。

受抑以及葡萄糖氧化增加[16,45]。曲美他嗪对葡萄糖氧化的作用是减少糖酵解与葡萄糖氧化之间解偶联所产生的质子。这对心肌缺血期间以及缺血后心脏功能和效率会产生有益的作用[16,45]。

实验性研究中观察到的曲美他嗪心肌保护作用已经在多项临床研究中得到证实（这些研究的综述见参考文献1）。在心绞痛患者中，使用曲美他嗪治疗可延迟1 mm ST段压低出现的时间并减少每周硝酸酯类药物消耗，其在治疗稳定型心绞痛中的有益作用与普萘洛尔具有可比性[46]。曲美他嗪与标准抗心绞痛疗法联用也可有效减少心绞痛的发作次数以及延迟运动试验期间心电图上缺血相关变化的出现时间。曲美他嗪临床试验的一项Cochrane荟萃分析表明，无论是单用还是联用曲美他嗪都可降低心绞痛的发生率和严重程度[46]。另一项临床研究荟萃分析也证实，曲美他嗪对心力衰竭具有有益作用，可降低心功能的美国纽约心脏病学会分级，改善心脏功能，提高运动耐量，降低死亡率[47]。

通过刺激葡萄糖氧化治疗缺血性心脏病

虽然抑制脂肪酸氧化可增加缺血/再灌注心脏的葡萄糖氧化[1,4]，但也可直接刺激葡萄糖氧化以治疗缺血性心脏病。二氯乙酸盐（DCA）通过抑制PDK活性而直接刺激线粒体丙酮酸脱氢酶复合体，从而发挥作用。有人认为糖酵解与葡萄糖氧化之间偶联的改善是DCA发挥其心肌保护作用的机制[11,12,15,48,49]。实验性研究表明，DCA可促进缺血后心脏功能恢复[10,11,49]。然而，有关使用DCA治疗缺血性心脏病的临床数据十分有限。对于冠状动脉疾病患者，静脉给予DCA可改善左心室搏出量，同时心率、左心室舒张末压或心肌耗氧量没有变化[50]。然而，药代动力学和效价不佳使得DCA的临床使用仅限于治疗缺血性心力衰竭。现已开发了其他PDK抑制剂，但尚未投入临床使用。

结论

脂肪酸和葡萄糖的氧化是可高度调节的过程，能提供心脏所需的大部分能量。脂肪酸β-氧化与葡萄糖氧化之间的平衡是心脏效率和功能的重要决定因素。心肌缺血、缺血/再灌注和心力衰竭以脂肪酸和葡萄糖氧化的复杂变化为特征，这些变化最终对心脏效率和功能产生负面影响。通过降低心脏的脂肪酸供应，减少线粒体脂肪酸摄取，减弱线粒体脂肪酸β-氧化和/或增加葡萄糖氧化，从而在药理学上改变脂肪酸β-氧化与葡萄糖氧化之间的平衡，可保护缺血/再灌注的心脏，减少缺血症状，改善缺血后的心脏功能。通过抑制脂肪酸氧化来增加葡萄糖氧化，可提高ATP生成和水解的效率。通过对能量底物代谢进行此类调控可限制心肌缺血期间以及缺血后发生的心脏效率及功能缺陷。

译者：董建增 蒋峻

参考文献

1. Lopaschuk GD, Ussher JR, Folmes CD, Jaswal JS, Stanley WC. Myocardial fatty acid metabolism in health and disease. *Physiol Rev*. 2010;90:207-258.
2. Neely JM, Morgan HE. Relationship between carbohydrate metabolism and energy balance of heart muscle. *Ann Rev Physiol*. 1974;36:413-459.
3. Saddik M, Lopaschuk GD. Myocardial triglyceride turnover and contribution to energy substrate utilization in isolated working rat hearts. *J Biol Chem*. 1991;266:8162-8170.
4. Stanley WC, Lopaschuk GD, Hall JL, McCormack JG. Regulation of myocardial carbohydrate metabolism under normal and ischaemic conditions. Potential for pharmacological interventions. *Cardiovasc Res*. 1997;33:243-257.
5. van der Vusse GJ, van Bilsen M, Glatz JF. Cardiac fatty acid uptake and transport in health and disease. *Cardiovasc Res*. 2000;45:279-293.
6. McCormack JG, Denton RM. The activation of pyruvate dehydrogenase in the perfused rat heart by adrenaline and other inotropic agents. *Biochem J*. 1981;194:639-643.
7. Denton RM, McCormack JG, Edgell NJ. Role of calcium ions in the regulation of intramitochondrial metabolism. Effects of Na^+, Mg^{2+} and ruthenium red on the Ca^{2+}-stimulated oxidation of oxoglutarate and on pyruvate dehydrogenase activity in intact rat heart mitochondria. *Biochem J*. 1980;190:107-117.
8. Benzi RH, Lerch R. Dissociation between contractile function and oxidative metabolism in postischemic myocardium. Attenuation by ruthenium red administered during reperfusion. *Circ Res*. 1992;71:567-576.
9. Liedtke AJ, DeMaison L, Eggleston AM, Cohen LM, Nellis SH. Changes in substrate metabolism and effects of excess fatty acids in reperfused myocardium. *Circ Res*. 1988;62:535-542.
10. Lopaschuk GD, Spafford MA, Davies NJ, Wall SR. Glucose and palmitate oxidation in isolated working rat hearts reperfused after a period of transient global ischemia. *Circ Res*. 1990;66:546-553.
11. Liu B, Clanachan AS, Schulz R, Lopaschuk GD. Cardiac efficiency is improved after ischemia by altering both the source and fate of protons. *Circ Res*. 1996;79:940-948.
12. Liu Q, Docherty JC, Rendell JC, Clanachan AS, Lopaschuk GD. High levels of fatty acids delay the recovery of intracellular pH and cardiac efficiency in post-ischemic hearts by inhibiting glucose oxidation. *J Am Coll Cardiol*. 2002;39:718-725.
13. Karmazyn M. Na^+/H^+ exchange inhibitors reverse lactate-induced depression in postischaemic ventricular recovery. *Br J Pharmacol*. 1993;108:50-56.

14. Stanley WC, Morgan EE, Huang H, et al. Malonyl-CoA decarboxylase inhibition suppresses fatty acid oxidation and reduces lactate production during demand-induced ischemia. *Am J Physiol Heart Circ Physiol.* 2005;289:H2304-H2309.
15. Ussher JR, Wang W, Gandhi M, et al. Stimulation of glucose oxidation protects against acute myocardial infarction and reperfusion injury. *Cardiovasc Res*. 2012;94:359-369.
16. Kantor PF, Lucien A, Kozak R, Lopaschuk GD. The antianginal drug trimetazidine shifts cardiac energy metabolism from fatty acid oxidation to glucose oxidation by inhibiting mitochondrial long-chain 3-ketoacyl coenzyme A thiolase. *Circ Res*. 2000;86:580-588.
17. Kudo N, Barr AJ, Barr RL, Desai S, Lopaschuk GD. High rates of fatty acid oxidation during reperfusion of ischemic hearts are associated with a decrease in malonyl-CoA levels due to an increase in 5'-AMP-activated protein kinase inhibition of acetyl-CoA carboxylase. *J Biol Chem*. 1995;270:17513-17520.
18. Neubauer S. The failing heart—an engine out of fuel. *N Engl J Med*. 2007;356:1140-1151.
19. Ingwall JS. Energy metabolism in heart failure and remodelling. *Cardiovasc Res*. 2009;81:412-419.
20. Ingwall JS, Weiss RG. Is the failing heart energy starved? On using chemical energy to support cardiac function. *Circ Res*. 2004;95:135-145.
21. Paolisso G, Gambardella A, Galzerano D, et al. Total-body and myocardial substrate oxidation in congestive heart failure. *Metabolism*. 1994;43:174-179.
22. Taylor M, Wallhaus TR, Degrado TR, et al. An evaluation of myocardial fatty acid and glucose uptake using PET with [18F]fluoro-6-thia-heptadecanoic acid and [18F]FDG in patients with congestive heart failure. *J Nucl Med*. 2001;42:55-62.
23. Stanley WC, Chandler MP. Energy metabolism in the normal and failing heart: potential for therapeutic interventions. *Heart Fail Rev*. 2002;7:115-130.
24. Recchia FA, McConnell PI, Bernstein RD, Vogel TR, Xu X, Hintze TH. Reduced nitric oxide production and altered myocardial metabolism during the decompensation of pacing-induced heart failure in the conscious dog. *Circ Res*. 1998;83:969-979.
25. de Brouwer KF, Degens H, Aartsen WM, et al. Specific and sustained down-regulation of genes involved in fatty acid metabolism is not a hallmark of progression to cardiac failure in mice. *J Mol Cell Cardiol*. 2006;40:838-845.
26. Lei B, Lionetti V, Young ME, et al. Paradoxical downregulation of the glucose oxidation pathway despite enhanced flux in severe heart failure. *J Mol Cell Cardiol*. 2004;36:567-576.
27. Osorio JC, Stanley WC, Linke A, et al. Impaired myocardial fatty acid oxidation and reduced protein expression of retinoid X receptor-alpha in pacing-induced heart failure. *Circulation*. 2002;106:606-612.
28. Qanud K, Mamdani M, Pepe M, et al. Reverse changes in cardiac substrate oxidation in dogs recovering from heart failure. *Am J Physiol*. 2008;295:H2098-H2105.
29. Sodi-Pallares D, Testelli T, Fishleder BL, et al. Effects of an intravenous infusion of a potassium–glucose–insulin solution on the electrocardiographic signs of myocardial infarction. A preliminary clinical report. *Am J Cardiol*. 1962;9:166-181.
30. Diaz R, Paolasso EA, Piegas LS, et al. Metabolic modulation of acute myocardial infarction. The ECLA (Estudios Cardiologicos Latinoamerica) Collaborative Group. *Circulation*. 1998;98:2227-2234.
31. Wayman NS, Hattori Y, McDonald MC, et al. Ligands of the peroxisome proliferator- activated receptors (PPAR-gamma and PPAR-alpha) reduce myocardial infarct size. *FASEB J*. 2002;16:1027-1040.
32. Prasad MR, Clement R, Otani H, et al. Improved myocardial performance induced by clofibrate during reperfusion after acute myocardial infarction. *Can J Physiol Pharmacol*. 1988;66:1518-1523.
33. Mueller HS, Ayres SM. Propranolol decreases sympathetic nervous activity reflected by plasma catecholamines during evolution of myocardial infarction in man. *J Clin Invest*. 1980:65; 338-346.
34. Igarashi N, Nozawa T, Fujii N, et al. Influence of beta-adrenoceptor blockade on the myocardial accumulation of fatty acid tracer and its intracellular metabolism in the heart after ischemia–reperfusion injury. *Circ J*. 2006;70:1509-1514.

35. Lopaschuk GD, McNeil GF, McVeigh JJ. Glucose oxidation is stimulated in reperfused ischemic hearts with the carnitine palmitoyl transferase 1 inhibitor, etomoxir. *Mol Cell Biochem*. 1989;88:175-179.
36. Lopaschuk GD, Wall SR, Olley PM, Davies NJ. Etomoxir, a carnitine palmitoyl transferase I inhibitor, protects hearts from fatty acid-induced ischemic injury independent of changes in long chain acylcarnitine. *Circ Res*. 1988;63:1036-1043.
37. Holubarsch CJ, Rohrbach M, Karrasch M, et al. A double-blind randomized multicentre clinical trial to evaluate the efficacy and safety of two doses of etomoxir in comparison with placebo in patients with moderate congestive heart failure: the ERGO (Etomoxir for the Recovery of Glucose Oxidation) study. *Clin Sci (Lond)*. 2007;113:205-212.
38. Molaparast-Saless F, Liedtke AJ, Nellis SH. Effects of the fatty acid blocking agents, oxfenicine and 4-bromocrotonic acid, on performance in aerobic and ischemic myocardium. *J Mol Cell Cardiol*. 1987;19:509-520.
39. Cole PL, Beamer AD, McGowan N, et al. Efficacy and safety of perhexiline maleate in refractory angina. A double-blind placebo-controlled clinical trial of a novel antianginal agent. *Circulation*. 1990;81:1260-1270.
40. Lee L, Campbell R, Scheuermann-Freestone M, et al. Metabolic modulation with perhexiline in chronic heart failure: a randomized, controlled trial of short-term use of a novel treatment. *Circulation*. 2005;112:3280-3288.
41. Abozguia K, Elliott P, McKenna W, et al. Metabolic modulator perhexiline corrects energy deficiency and improves exercise capacity in symptomatic hypertrophic cardiomyopathy. *Circulation*. 2010;122:1562-1569.
42. McGarry JD, Brown NF. The mitochondrial carnitine palmitoyl transferase system. From concept to molecular analysis. *Eur J Biochem*. 1997;244:1-14.
43. Dyck JR, Cheng JF, Stanley WC, et al. Malonyl coenzyme A decarboxylase inhibition protects the ischemic heart by inhibiting fatty acid oxidation and stimulating glucose oxidation. *Circ Res*. 2004;94:e78-e84.
44. Stanley WC, Morgan EE, Huang H, et al. Malonyl-CoA decarboxylase inhibition suppresses fatty acid oxidation and reduces lactate production during demand-induced ischemia. *Am J Physiol Heart Circ Physiol*. 2005;289:H2304-H2309.
45. Lopaschuk GD, Barr R, Thomas PD, Dyck JR. Beneficial effects of trimetazidine in ex vivo working ischemic hearts are due to a stimulation of glucose oxidation secondary to inhibition of long-chain 3-ketoacyl coenzyme A thiolase. *Circ Res*. 2003;93:e33-e37.
46. Ciapponi A, Pizarro R, Harrison J. Trimetazidine for stable angina. *Cochrane Database Syst Rev*. 2005;CD003614.
47. Gao D, Ning N, Niu X, Hao G, Meng Z. Trimetazidine: a meta-analysis of randomised controlled trials in heart failure. *Heart*. 2011;97:278-286.
48. Stanley WC, Hernandez LA, Spires D, Bringas J, Wallace S, McCormack JG. Pyruvate dehydrogenase activity and malonyl CoA levels in normal and ischemic swine myocardium: effects of dichloroacetate. *J Mol Cell Cardiol*. 1996;28:905-914.
49. Lopaschuk GD, Wambolt RB, Barr RL. An imbalance between glycolysis and glucose oxidation is a possible explanation for the detrimental effects of high levels of fatty acids during aerobic reperfusion of ischemic hearts. *J Pharmacol Exp Ther*. 1993;263:135-144.
50. Wargovich TJ, MacDonald RG, Hill JA, Feldman RL, Stacpoole PW, Pepine CJ. Myocardial metabolic and hemodynamic effects of dichloroacetate in coronary artery disease. *Am J Cardiol*. 1988;61:65-70.

心肌缺血的一个新的独立机制：线粒体功能障碍

Giacinta Guarini

摘要

近年来，临床观察和实验研究揭示许多心血管疾病——包括高血压、缺血性心肌病、糖尿病、代谢综合征和肥胖症——伴有氧化应激和线粒体功能障碍。鉴于此类观察研究具有相关性，许多研究者都很关注线粒体在这些疾病发展中所发挥的作用。实际上，几乎每个细胞生理过程，包括三磷酸腺苷的合成和参与冠脉血流调节的化合物的释放都涉及线粒体。其中，活性氧簇（ROS）似乎扮演着特殊角色。而ROS可放大与心血管疾病相关的线粒体损伤，参与再灌注损伤，并且还通过几种机制参与心肌缺血的发病，这些机制大多独立于对心肌细胞的氧输送。因此，对线粒体特性的调控可能是缺血性心脏病和其他心脏疾病（例如与糖尿病、肥胖症和高血压相关的心脏疾病）的治疗靶标。本章的目的是分析线粒体在心脏生理学和病理学中的作用，并综述线粒体功能障碍作为一种新的、独立的心肌缺血机制的现有证据。

引言

实验研究和临床观察显示，多种心血管疾病具有共同的病理生理学基础：氧化应激增加和线粒体功能障碍。

氧化应激似乎介导许多与糖尿病[1]、动脉高血压[2,3]、代谢综合征[4]和肥胖[5]相关的病理过程和并发症，包括常见于这些病况的心肌灌注改变/减少和缺血[6]。大多数在正常条件下和氧化应激状态下产生的活性氧簇（ROS）都来源于线粒体。ROS包含超氧化物阴离子（O_2^-）、过氧化氢（H_2O_2）和羟基自由基（OH^-）。生理条件下，氧化磷酸化过程中，一些电子从电子传递链（ETC）上的线粒体复合体I和III中漏出。从这些复合体上丢失的未配对电子与局部可用的线粒体氧分子相互作用，形成O_2^-。在生理pH条件下，O_2^-可与线粒体内部的质子发生反应，从而自发或通过锰超氧化物歧化酶（MnSOD）高效转化为较低活性的分子H_2O_2（参见下示反应式i）。虽然H_2O_2本身就是一种高反应活性的分子，但这种分子的破坏性潜力来自于其与具有还原性金属（包括铁和铜）发生反应的能力，随后形成毒性更高的O_2活性成分反应性组分（OH^-），如下面一步步的反应式（ii）和（iii）所示:

（i）$2\ O_2- + 2H^+ \rightarrow H_2O_2 + O_2$ 或者

（ii）$O_2- + Fe^{3+} + Fe^{2+} \rightarrow O_2 + O_2- + H_2O_2 + O_2 + H_2O \rightarrow H^+ + OH\bullet$

（iii）$Fe^{2+} + Fe^{3+} + H_2O_2 \rightarrow \bullet OH + OH^-$

因此，细胞具有诸如过氧化氢酶和谷胱甘肽过氧化物酶等清除酶，其将H_2O_2中和以及代谢为H_2O和O_2。而细胞毒性量的ROS可在某些病况下（例如心脏缺血时）释放，不仅通过ETC释放，而且还在线粒体外位点——包括烟酰胺腺嘌呤二核苷酸磷酸氧化酶（NAD PH氧化酶）和脉管系统中的黄嘌呤氧化酶——释放[7,8]。在这种病理情况下，ROS的产生量超过细胞防御能力。在此条件下，蛋白质、脂质，尤其是线粒体DNA（mt-DNA）与高浓度ROS密切接触而被修饰。与ROS的这种相互作用会改变这些重要细胞分子的功能和表达，最终导致其受到破坏。

已在肥胖症、代谢综合征和2型糖尿病患者及动物模型中检测到线粒体的形态和功能异常，因此研究人员已确认所有支持线粒体功能障碍在氧化应激发生中具有关键作用（反之亦然）的证据[9-11]。最近在离体心脏中使用MnTBAP[一种超氧化物歧化酶（SOD）-2模拟物]的实验表明，心肌细胞线粒体可能是心脏缺血时ROS的主要来源[12]。这些观察结果的相关性在于肌细胞富含线粒体这一事实，并且这些细胞器含有

DNA 分子，这些 DNA 分子控制着许多参与细胞呼吸过程的蛋白质（氧化磷酸化复合体 I、III、IV 和 V）的合成。mt-DNA 分子更容易受到氧化应激的影响，因此受突变的影响更大，是核 DNA 所受突变影响的 6~7 倍。其原因在于 mt-DNA 与 ROS 相邻，后者在线粒体内大量产生。此外，务必注意，与核 DNA 分子不同，mt-DNA 分子不受组蛋白的保护。而且，线粒体缺乏 mt-DNA 修复酶。因此，很容易理解涉及线粒体 DNA 损伤的任何情况均会改变细胞氧化磷酸化的整个过程。此外，ETC 的任何损害都可能与 ROS 产生增加和三磷酸腺苷（ATP）以及高能磷酸盐合成减少有关。随后会导致细胞内的所有生理过程恶化，氧化应激水平显著增加。增加的氧化应激与线粒体功能障碍存在必然关联，反之亦然，从而导致氧化应激水平维持并促发更多氧化应激的恶性循环。线粒体功能障碍和 ROS 对心血管疾病的重要性还在于，合成线粒体 ETC 复合体所需的大部分遗传信息都存储在 mt-DNA 中。在人体中，mt-DNA 含约 16,500 个 DNA 碱基对，占细胞总 DNA 的一小部分。事实上，线粒体 DNA 含有 37 个基因，他们都是正常线粒体功能所必需的；其中 13 个基因指导氧化磷酸化所涉及酶的合成。

线粒体和细胞能量的产生

大部分细胞能量通过线粒体内的氧化磷酸化途径以 ATP 的形式产生，并涉及有机底物（主要是脂肪酸和碳水化合物）的氧化。正常情况下，成人心脏主要依靠脂肪酸为氧化磷酸化提供能量，其中 ATP 总量的 70%～90% 来源于脂肪酸氧化[13]。有机底物在以中间体进入线粒体之前会经历一系列过程，在线粒体中最终代谢成水和氧气，并以 ATP 分子的形式储存能量。碳水化合物最初通过糖酵解转化为丙酮酸。然后，丙酮酸进入线粒体，并通过线粒体丙酮酸 - 脱氢酶复合物转化为乙酰辅酶 A（CoA），乙酰辅酶 A 在三羧酸（TCA）循环中进一步氧化。脂肪酸也会进入线粒体进行 β- 氧化；如同碳水化合物代谢一样，脂肪酸 β- 氧化的最终产物也是乙酰辅酶 A。该中间代谢物通过 TCA（或 Krebs）循环中的酶级联反应转化为 CO_2，并以烟酰胺腺嘌呤二核苷酸（NADH）和黄素腺嘌呤二核苷酸（$FADH_2$）的形式产生高能还原当量。NADH提供的电子进入复合体I（NADH-泛醌还原酶），而琥珀酸转化为延胡索酸时在复合体II（琥珀酸脱氢酶）水平产生电子。源自$FADH_2$的电子可通过电子转运黄素蛋白进入呼吸链。入口点处的电子由可移动的中间体泛醌引导，随后泛醇被复合体III（泛醇-细胞色素c还原酶）氧化。然后电子从复合体III转移到另一个可移动的中间体细胞色素c，后者引导其流向复合体IV（细胞色素c氧化酶）。因此，NADH和$FADH_2$在由线粒体ETC组分催化的一系列氧化还原反应中被氧化。从被氧化的还原当量中释放出来的高能电子流过呼吸链，最终与水分子发生还原反应生成能产生氧的分子。电子的能量转化为跨线粒体内膜的质子电化学梯度（线粒体膜电位$\Delta\psi$），ATP合酶（复合体V）利用此质子电化学梯度将二磷酸腺苷（ADP）磷酸化为ATP。该复合体能够将质子流与ADP转化为ATP的过程相偶联（图19）。因此，通过跨线粒体内膜泵出质子而产生的线粒体膜电位最终负责ATP合成。$\Delta\psi$可能受到多个因素的干扰；其中，底物利用率和电子转运效率非常关键。任何导致质子返回基质（质子回漏）的过程都会导致膜电位的丧失。尽管可以以明显独立于已知酶和载体的方式发生，但大部

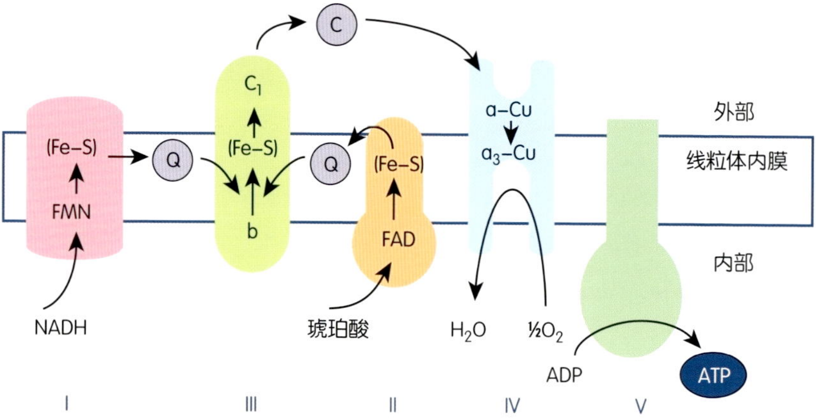

图19. 线粒体内呼吸过程的示意图。I-III-II-IV和V表示电子传递链复合体，其中电子从供体传给受体。伴随着这一过程，质子被泵出穿过线粒体内膜。三磷酸腺苷（ATP）在复合体V（ATP合酶）水平产生。复合体I和III主要参与活性氧的产生。

缩写：ADP，二磷酸腺苷；C，细胞色素c；FAD，黄素腺嘌呤二核苷酸；FMN，黄素单核苷酸；NADH，烟酰胺腺嘌呤二核苷酸（还原型）；Q，泛醌。

分这种质子回漏由称为线粒体解偶联蛋白（UCP）的特定分子催化。UCP是质子绕过ATP合成而重新进入线粒体基质的一个机制。UCP2和UCP3是目前了解最多的具有解偶联性质的蛋白，在包括心脏、骨骼肌和肾脏及胰腺β细胞在内的若干种组织中表达。UCP2和UCP3的解偶联活性需要存在调节物，如脂肪酸和嘌呤核苷酸。嘌呤核苷酸（例如鸟苷二磷酸）抑制UCP2和UCP3，而脂肪酸则对其进行激活。在超氧化物生成相对较低的生理情况下，UCP所受影响可能很小。然而，当脂肪酸通量和超氧化物产量增加时（如在肥胖和糖尿病情况下），激活线粒体解偶联可能是减少线粒体ROS产生的重要机制。预期解偶联机制的活化会在增加脂肪酸利用的同时增加线粒体氧消耗，从而成为底物利用率改变和心肌效率降低（见于病理情况下）的重要原因。所有这些线粒体功能的变化都会导致线粒体氧化效率的降低[14,15]。

线粒体参与代谢性冠状动脉扩张

已有研究明确证明线粒体内产生的一些ROS（尤其是H_2O_2）也可用做细胞间信使分子。在心血管系统中，H_2O_2不再作为不必要且有害的分子，反而获得重要的信号化合物功能——特别是在心肌作功和冠状动脉血流之间的偶联方面（即冠状动脉血流的代谢性调节）。2006年发表的一项研究中，Chilian等提出另一种冠状动脉血流代谢性调节机制。他们发现，心肌血流量与心脏做功之间的偶联取决于心肌细胞代谢产物的产量，该代谢产物的量与心肌耗氧量成正比[16]。因此，前馈控制系统掌控心肌氧输送量与氧消耗量的匹配，该系统中，心脏做功的增加需心肌血流量成比例增加。这需要由活性肌细胞所释放的血管活性物质（即H_2O_2）介导，该血管活性物质直接参与冠状动脉扩张过程。与此假设一致，体外和体内研究表明，心肌细胞产生的H_2O_2与所完成的做功量成比例，并且所产生的H_2O_2的量与心肌血流量呈线性相关[17]。H_2O_2在冠状动脉微循环中诱导血管舒张的能力至少部分是通过激活电压门控钾通道——即Kv通道而实现的，Kv通道在血管平滑肌细胞中被认为是O_2传感器通道[18,19]。

这种假设似乎与ROS诱导损伤的证据形成反差。如前所述，ROS在多种心脏疾病中大量产生，介导与病症相关的大部分并发症。然而，可推测，细胞内H_2O_2（和更普遍的ROS）水平需要处于临界范围内，以用于冠状动脉血流调节所需的细胞间信号传导机制。与此一致的是，Rocic和其他研究人员已表明，“临界”量的ROS是启动信号转导机制所必需的，这些机制会最终导致新的冠状动脉血管形成。这些研究者提出“氧化还原窗”假说，表明ROS浓度过高或细胞过度还原状态会对参与形成冠状动脉心肌缺血时的侧支循环信号转导产生负面干扰[20,21]。

人类和动物心脏疾病中线粒体功能障碍的证据

线粒体功能的变化已知在若干种心血管疾病的发病机制中均有所牵涉。大多数现有证据来源于肥胖和糖尿病的动物模型。而在过去几十年中，人体研究也证实了大部分获取自动物模型的数据。已证实自胰岛素抵抗、2型糖尿病和代谢综合征患者体内分离获得的骨骼肌中存在线粒体异常。已报道的主要线粒体异常是ATP合成和线粒体内含物降低、线粒体酶活性减弱、骨骼肌线粒体变小和数量减少、线粒体生物合成失调以及线粒体解偶联增加所导致的线粒体膜电位降低[11,22,23]。在糖尿病和代谢紊乱的患者中，研究发现其心肌组织中磷酸肌酸/ATP比值的降低与磁共振成像和^{31}P核磁共振波谱评估的舒张功能指数变化有关[24]。对糖尿病患者和心脏功能正常的受试者进行超声心动图评估获得类似结果，这表明这些异常可能先于糖尿病性心肌病的发生而出现并可能是其发病基础。另一项研究中，在进行冠状动脉旁路移植手术的2型糖尿病患者心房组织中，Anderson等使用棕榈酰-肉毒碱和谷氨酸盐直接证实线粒体呼吸功能受损。重要的是，线粒体功能障碍在所有患者中都很明显，包括糖化血红蛋白浓度正常患者（<6.0%）。该组研究者还证实了H_2O_2释放增加，这导致谷胱甘肽耗竭和经过ROS修饰的蛋白水平的增加[10]；同时还描述了与心脏和骨骼肌中线粒体的功能性改变/适应有关的众多形态学改变。

线粒体生物合成是调节和决定组织中线粒体的内含物和组成的动态过程。线粒体生物合成的刺激物可增强线粒体DNA的复制，并可促进核编码蛋白质的合成并结合到线粒体膜和基质中。

研究发现胰岛素抵抗和肥胖患者心肌和骨骼肌线粒体数量和大小的变化。重要的是，似乎线粒体数量和大小是线粒体呼吸效率的预测指标[25,26]。事实上，尽管线粒体生物合成增加，但在这些患者的线粒体呼吸功能和/或ATP生成受损。因此，线粒体生物合成并非与线粒体功能的增强相关联。线粒体的数量和形态受线粒体分裂率和融合率调节。因此，糖尿病患者心脏中线粒体数量的变化可能反映线粒体分裂率和/或融合率的变化，最近有报道称其与线粒体断裂和细胞凋亡有关。线粒体生物合成需要线粒体编码和核编码蛋白质的协调表达，且后者通过分子伴侣和内运蛋白质复合物进入线粒体基质。如上所述，线粒体自身也具有编码氧化磷酸化系统13个亚基的DNA；剩余的氧化磷酸化亚基和其他线粒体蛋白由核编码。有两种类型的转录因子在核-线粒体通讯中起关键作用：核呼吸因子（结合并激活编码氧化磷酸化组件的多种核基因启动子）和线粒体转录因子A（调节mt-DNA复制和转录）。在这些转录因子的上游，重要的过氧化物酶体增殖物激活受体-γ共激活因子-1α（PGC-1α）通过其与核呼吸因子的相互作用共同激活线粒体的生物合成。此外，PCG-1α还会增强氧化磷酸化。肌肉活检研究已表明，2型糖尿病患者以及2型糖尿病患者家庭成员的这一因子水平降低。已有研究报道1型糖尿病小鼠模型心脏线粒体损伤和生物合成增加。Shen 等的一项研究证明心脏中线粒体抗氧化蛋白MnSOD的靶向过表达可保护心肌线粒体免受氧化损伤。这项研究发现转基因心脏的SOD活性增加10~20倍，并且转基因SOD位于线粒体中。此转基因还导致心脏过氧化氢酶活性增加两倍。MnSOD转基因小鼠具有正常的心脏形态、收缩性和线粒体，并且他们的心肌细胞能免受外源性氧化剂的损害。用1型糖尿病小鼠与MnSOD转基因小鼠杂交验证了消除线粒体ROS的推定益处。研究发现MnSOD超表达可改善糖尿病患者的线粒体呼吸并使质量正常化。MnSOD也可保护糖尿病患者心脏的形态，并使得糖尿病心肌细胞的收缩性完全正常化。这些结果表明，MnSOD水平的升高可对糖尿病患者线粒体及心脏提供保护。[27]

缺血及再灌注：线粒体是一把双刃剑

除了代谢调节，心脏中线粒体对缺血和再灌注期间心肌细胞的存活发挥重要作用，涉及ATP合成、维持Ca^{2+}稳态、细胞存活和心脏保护。所有这些过程都由相同的能量来源"H^+跨线粒体膜梯度"来调节。虽然已有研究描述线粒体基质中的Ca^{2+}瞬变，但在有氧生理情况下线粒体并不促进细胞浆中Ca^{2+}的逐搏调节。线粒体中Ca^{2+}浓度的小幅增加可刺激Krebs循环和NADH氧化还原电位。这种线粒体Ca^{2+}的微调在氧化磷酸化和ATP合成优化中非常重要。病理情况下，线粒体Ca^{2+}超载会激活一系列步骤进而触发恶性循环，最终导致不可逆的细胞损伤。缺血期间，细胞内Ca^{2+}稳态会发生改变，而且线粒体能够缓冲细胞浆中的Ca^{2+}，表明他们保有泵送Ca^{2+}离子的能力。因此，长时间缺血后从心肌中分离的线粒体能够利用氧气进行ATP磷酸化。相反，再灌注后从心肌中分离的线粒体显示出结构改变并含有大量的Ca^{2+}，产生了大量的氧自由基。线粒体膜孔是开放的，并且氧化磷酸化过程被不可逆转地破坏。此外，心肌缺血再灌注后其线粒体基因组若干区域的基因序列会诱导不可逆的线粒体基因缺失，损害ATP的产生并决定了心肌细胞的死亡[缺血再灌注损伤（IRI）]。

心肌IRI后的心脏保护策略包括激活RISK（再灌注损伤补救激酶）和SAFE（生存活化因子增强）通路，以及抑制线粒体通透性转换孔（PTP）开放。线粒体PTP是位于线粒体内膜上的非选择性通道。该通道的开放引起线粒体膜电位崩溃并使得氧化磷酸化解偶联，导致ATP耗竭和细胞死亡[28]。在心肌缺血期间，线粒体PTP保持关闭；他们仅在心肌再灌注后的最初几分钟内开放，以响应线粒体Ca^{2+}超载、氧化应激和生理pH水平的恢复[29]。RISK通路[30]涉及一组蛋白激酶，包括Akt以及Erk 1和2，而SAFE通路包括细胞因子肿瘤坏死因子-α及转录因子信号转导子和转录激活子-3的激活。这些通路被特异性激活时，他们通过预防致死性再灌注损伤给予心脏强大的保护[31]。某种意义上讲，RISK和SAFE通路介导的是一种程序性细胞存活。大量证据表明，通过药物或机械干预（如缺血前适应或缺血后适应）可激活这两种通路，使心肌梗死面积减少高达50%[32]。目前，他们的心脏保护作用被归因于抑制线粒体PTP开放[33]、改善线粒体的Ca^{2+}处理[34]以及抗凋亡通路的募集。线粒体提供了几种潜在的心脏保护靶标，包括：①预防 Ca^{2+} 超载；②预防 ROS 产生；③激活 ATP 依赖型钾通道（KATP 通道），其可维持线粒体内膜完整性并防止非特异性 mPTP 复合物开放[35]。

以线粒体为靶标实现心脏保护

研究者最初发现再灌注损伤时，首先试验了阻止线粒体 PTP 开放的药物是否有潜在心脏保护作用。可通过经皮冠状动脉介入治疗前直接静脉推注环孢霉素或同时加入萨菲菌素（sanglifehrin）A 实现药物抑制线粒体 PTP 开放。研究已显示这些药物在动物模型中可减少高达 50%的心肌梗死面积。Piot 等研究了环孢素 A 在急性心肌梗死患者中诱导心脏保护的能力[36]。患者在接受经皮冠状动脉介入治疗之前直接随机接受静脉推注环孢霉素 A 或普通生理盐水。以肌酸激酶释放量来评估，环孢霉素 A 与 40%的心肌梗死面积减少有关。尽管治疗对肌钙蛋白 I 释放没有影响，但第 5 天的磁共振图像显示环孢素 A 组的梗死面积减小。这项研究的结果需要大规模临床试验予以证实。

对 IRI 所涉及机制的更好理解促进了研究者对新的药物干预措施的探索[37]。以 RISK 通路作为作用靶点并抑制线粒体 PTP 开放上游事件级联的药理学策略似乎比对许多有害 IRI 下游细胞内效应进行靶向调节的环孢菌素 A 更有前景[33,34]。RISK 通路可由许多临床上广泛应用的药剂激活，包括胰岛素[38]、他汀类药物[39]、胰岛素样生长因子 1[40]、心房利钠肽[41]和促红细胞生成素[42,43]。

除了这些众所周知的 IRI 介质，研究人员还开发和测试了其他药理学策略，这些策略针对位于线粒体内膜和外膜上的线粒体酶和通道、参与线粒体代谢的蛋白质和氧化磷酸化 ETC。

有学者提出，心肌缺血期间的急性儿茶酚胺释放和神经激素活化可导致单胺氧化酶（MAO）诱导的 ROS 生成。通过 MAO 活化产生的 ROS 可以通过促凋亡蛋白的表达增加（Bax/Bcl-2 比值升高）和线粒体细胞色素 c 释放增加来介导 IRI，导致心肌细胞和内皮细胞的凋亡[44]。基于这些观察结果，研究人员提出了抑制 MAO 可带来心脏保护作用的假设[45]。根据实验，通过抑制电压依赖型阴离子通道可阻止细胞色素c的释放并减少心肌细胞凋亡，因为这些阴离子通道充当了促凋亡和抗凋亡（Bcl-2）途径之间的桥梁[46]。另一种经证明具有保护作用的蛋白质-蛋白质相互作用发生在线粒体外膜上并涉及己糖激酶电压依赖型阴离子通道。事实上，Camara 等已表明，己糖激酶I和II向线粒体的转运在细胞存活和心脏保护性信号传导中起着至关重要的作用[46]。包括缺血预适应、胰岛素、吗啡和挥发性麻醉药在内的几种心脏保护干预措施，可增加完好心脏内线粒体与己糖激酶的结合[47,48]。通过减少促凋亡Bcl-2家族蛋白与线粒体外膜的结合，以及通过减少局部缺血后的ROS产生，己糖激酶与线粒体的结合可对心肌细胞存活产生有益影响。

可用于防止IRI的最敏感的线粒体靶标之一是心磷脂，其为线粒体内膜磷脂组分。心磷脂参与数种线粒体内生物能量产生过程的调节以及对细胞色素c释放和对其功能的调节。Chen和其他研究人员已经表明，心磷脂和细胞色素c可形成称为心磷脂-细胞色素c过氧化物酶的复合物，其在氧化应激水平升高的情况（例如在局部缺血事件的再灌注期间）下可以诱导心磷脂氧化，促进细胞色素c和其他促凋亡因子的释放[49]。以该复合物为靶标进行治疗可能是一种防止IRI和氧化应激诱导性细胞死亡的潜在策略。另一种诱导心脏保护作用的假设方法是改善线粒体的Ca^{2+}处理，以在缺血和再灌注过程中避免Ca^{2+}过载并防止ROS过量产生。人们普遍认识到，ROS和Ca^{2+}作为信号分子，其有益作用取决于剂量、时间和产生/积聚部位。事实上，人们已知他们参与负责触发线粒体PTP开放的信号传导，且两者都与IRI有关。然而，有研究报导短时间或短暂暴露于ROS和Ca^{2+}具有保护作用，因其能够触发缺血预适应和缺血后适应[50,51]。此外，Ca^{2+}还参与线粒体内ROS的产生[52]。另一方面，ROS可反向调节Ca^{2+}内稳态，并且通过产生一氧化氮可触发心脏调节的早期和晚期阶段的预适应[53,54]。为了保证线粒体正常工作，线粒体必须有适当的内膜电位以及特定浓度的Ca^{2+}离子。负责调节跨线粒体内膜渗透差的线粒体阳离子逆向转运蛋白/交换子可能可以作为治疗靶点用于预防缺血导致的心肌损伤。正在研究的另一种保护策略涉及再灌注期间减少线粒体ROS的产生。这一策略的靶标包括线粒体清除剂、线粒体解偶联剂及线粒体生物能量学和心脏代谢调节剂。有人提出，理想的保护策略是提高抗氧化剂对ROS的清除能力，这些抗氧化剂可以从外部输入或由非活性化合物在原地生成，并与下面的机制相结合，即通过使用轻度解偶联剂防止NADH过量产生从而减少ROS产生[55]。另一种药理学方法是直接刺激内源性线粒体和细胞内的抗氧化剂。在Camara等的研究中，实验模型对这一策略提供了概念验证。他们表明，与单独使用MnTBAP相比，在心脏冷缺血后2小时内给予线粒体清除剂（MnTBAP+谷胱甘肽+过氧化氢酶），然后再进行2小时的温热再灌注，提供了更好的针对线粒体Ca^{2+}超载和ROS生成的防护，且更好地保留了心脏功能，单独使用MnTBAP仅将O_2^-歧化为H_2O_2[56]。除了这些观察结果，最近一项研究还调查了雷诺嗪的IRI防护作用。其保护机制尚不清楚，但有证据表明，该机制或为阻断缺血期间出现的晚钠电流，或为抑制线粒体复合体I活性，或为调节线粒体代谢。研究发现从雷诺嗪处理过的心脏中分离的线粒体对PTP的开放具有轻微阻力，并且比对照心脏的细胞色素c释放更少，这表明雷诺嗪可有效保护心脏免受IRI[57]。其他可抑制复合体I活性的药物经证明也可提供IRI防护。这些药剂包括异戊巴比妥[58]、鱼藤酮[59]、S-亚硝基硫醇[60]、镇痛药（如辣椒素）[61]、挥发性麻醉剂（如氟烷和异氟醚）[62]和抗糖尿病药（如二甲双胍）[63]。复合体I（NADH-泛醌还原酶）是心脏线粒体中电子进入呼吸链的关键位点，这是因为心脏强烈依赖脂肪酸的β-氧化以及随后Krebs循环中乙酰辅酶A产生的NADH。除了在心脏代谢中发挥作用之外，复合体I还是ROS产生的重要位点，并且是线粒体中$NADH/NAD^+$氧化还原平衡的调节剂。值得注意的是，后者已被证明是决定线粒体PTP开放概率的关键因素，这样抑制复合体I可直接通过升高$NADH/NAD^+$比来抑制PTP开放。相反，只单纯具有抗氧化特性的药物，如α-生育酚（维生素E）、抗坏血酸（维生素C）、辅酶Q和α-硫辛酸，在临床试验中的结果令人失望[46]。氧化物清除剂（如N-乙酰半胱氨酸）和黄嘌呤氧化酶抑制剂（如别嘌呤醇）也无法提供明确的获益证据，尽管在动物模型中有结果为阳性的研究[64]。虽然存在有力证据证明再灌注过程中ROS在心肌损伤中发挥一定作用，但临床试验未能确认在动物模型中获得的这些令人振奋的结果。然而，我们应当承认迄今为止的临床研究可能具有的局限性，例如，缺乏最佳药理学方法、所用研究终点的不同以及所用化合物的低特异性。

由于高速率的脂肪酸氧化会显著减少葡萄糖氧化，另一种诱导心脏保护的方法是调节心脏能量代谢：通过抑制脂肪酸氧化来增强葡萄糖氧化。可抑制脂肪酸氧化的药剂包括3-酮酰基辅酶A硫解酶（3KAT）抑制剂曲美他嗪，其可直接抑制β-氧化[65]。曲美他嗪抑制脂肪酸氧化，并将心脏代谢转向葡萄糖氧化。该药抑制棕榈酰肉毒碱的线粒体氧化，故而只会略微改变丙酮酸的氧化并保持线粒体氧化功能[66]；曲美他嗪还能刺激磷酸脱氢酶（葡萄糖氧化的限速酶）的活性。因此，曲美他嗪可减轻游离脂肪酸相关氧化应激的不良反应[67]，通过减少代谢耗氧量来减少氧气需求[68]，并在缺血时改善线粒体代谢和心脏功能[69]。在细胞水平，曲美他嗪可维持ATP产生、降低细胞内酸中毒和Ca^{2+}超载，同时保持细胞稳态。已证明曲美他嗪可改善钙瞬变，并可由此改善整体心肌能量的产生。它可减少线粒体受到的氧化损伤，并保护心脏免受由线粒体呼吸引发的缺血再灌注损伤。在缺血和再灌注的大鼠模型中，曲美他嗪可减少梗死面积，再灌注1小时内恢复基线心肌pO_2，显著降低组织中的超氧化物水平，增加p38和p-Akt的表达，并导致胱天蛋白酶3水平降低[70]。据报道，曲美他嗪对接受经皮冠状动脉介入治疗[71-73]或冠状动脉旁路移植术[74-76]的患者可发挥心脏保护作用。

一个假设：线粒体功能障碍使心肌缺血持续

总之，线粒体几乎参与每个细胞生理过程。除了参与ATP合成，他们还释放参与冠状动脉血流量调节以及IRI的化合物。ROS似乎扮演一种特殊的角色。在心肌缺血期间或糖尿病中观察到的氧化应激水平升高可能产生并放大线粒体损伤，并且还可能通过若干机制导致心肌缺血（其中一些机制独立于心肌细胞的氧输送）。如果线粒体无法有效产生能量，会对细胞内的每个生理过程产生负面影响，并会引发心肌能量缺乏的情况，类似于冠状动脉血流阻断所产生的能量缺乏。换言之，线粒体功能障碍能在不依赖氧气和营养物质输送的情况下直接将心肌置于局部缺血的境地。在某糖尿病心肌病的大鼠模型中，对mt-DNA损伤的修复可改善线粒体功能，恢复脉管系统和肌细胞的特性，并减轻氧化应激的后果[77]。类似地，对于选择性诱导线粒体功能障碍（通过mt-DNA损伤）的瘦型大鼠，在没有冠状动脉粥样硬化的情况下，研究者在心脏应激情况下可观察到心脏缺血区域、内皮功能障碍和收缩功能下降[78]。这些观察结果支持线粒体和mt-DNA损伤可能在缺血性心脏病中发挥重要和独立作用的假说。

结论

线粒体是心脏维持正常功能的关键细胞器，并且参与几乎所有的细胞生理过程：能量产生、细胞存活和细胞死亡。在正常情况下，线粒体与冠状动脉扩张、冠状动脉侧支生长、心脏代谢和心脏调节有关；而在缺血和再灌注期间，线粒体会介导再灌注损伤而导致心肌细胞死亡。作为可能的治疗选择，研究人员已广泛研究和测试了若干可能的线粒体靶标以预防再灌注损伤并减轻氧化应激的后果。有研究显示，线粒体功能障碍可能是缺血性心脏病病因中的独立因素。为此，以线粒体不同特征为靶标的代谢治疗药物可能是一种在心脏生理学和病理学中至关重要、有前景的方法。

译者：钱菊英 张瑞岩 魏盟

参考文献

1. Falcao-Pires I, Leite-Moreira AF. Diabetic cardiomyopathy: understanding the molecular and cellular basis to progress in diagnosis and treatment. *Heart Fail Rev*. 2012;17:325-344.
2. Quilley J. Oxidative stress and inflammation in the endothelial dysfunction of obesity: a role for nuclear factor kappa B? *J Hypertens*. 2010;28:2010-2011.
3. Schulz E, Gori T, Munzel T. Oxidative stress and endothelial dysfunction in hypertension. *Hypertens Res*. 2011;34:665-673.
4. Otani H. Oxidative stress as pathogenesis of cardiovascular risk associated with metabolic syndrome. *Antioxid Redox Signal*. 2011;15:1911-1926.
5. Fernandez-Sanchez A, Madrigal-Santillan E, Bautista M, et al. Inflammation, oxidative stress, and obesity. *Int J Mol Sci*. 2011;12:3117-3132.
6. Levy BI, Schiffrin EL, Mourad JJ, et al. Impaired tissue perfusion: a pathology common to hypertension, obesity, and diabetes mellitus. *Circulation*. 2008;118:968-976.
7. Kimura S, Zhang GX, Nishiyama A, et al. Role of NAD(P)H oxidase- and mitochondria-derived reactive oxygen species in cardioprotection of ischemic reperfusion injury by angiotensin II. *Hypertension*. 2005;45:860-866.
8. Chen L, Knowlton AA. Mitochondria and heart failure: new insights into an energetic problem. *Minerva Cardioangiol*. 2010;58:213-229.
9. Dabkowski ER, Williamson CL, Bukowski VC, et al. Diabetic cardiomyopathy-associated dysfunction in spatially distinct mitochondrial subpopulations. *Am J Physiol Heart Circ Physiol*. 2009;296:H359-H369.
10. Anderson EJ, Kypson AP, Rodriguez E, et al. Substrate-specific derangements in mitochondrial metabolism and redox balance in the atrium of the type 2 diabetic human heart. *J Am Coll Cardiol*. 2009;54:1891-1898.
11. Petersen KF, Dufour S, Befroy D, et al. Impaired mitochondrial activity in the insulin-resistant offspring of patients with type 2 diabetes. *N Engl J Med*. 2004;350:664-671.
12. Kevin LG, Camara AK, Riess ML, et al. Ischemic preconditioning alters real-time measure of O_2 radicals in intact hearts with ischemia and reperfusion. *Am J Physiol Heart Circ Physiol*. 2003;284:H566-H574.
13. Opie LH. Metabolism of the heart in health and disease. I. *Am Heart J*. 1968;76:685-698.
14. Boudina S, Abel ED. Mitochondrial uncoupling: a key contributor to reduced cardiac efficiency in

diabetes. *Physiology (Bethesda)*. 2006;21:250-258.

15. Boudina S, Sena S, O'Neill BT, et al. Reduced mitochondrial oxidative capacity and increased mitochondrial uncoupling impair myocardial energetics in obesity. *Circulation*. 2005;112:2686-2695.

16. Saitoh S, Kiyooka T, Rocic P, et al. Redox-dependent coronary metabolic dilation. *Am J Physiol Heart Circ Physiol*. 2007;293:H3720-H3725.

17. Saitoh S, Zhang C, Tune JD, et al. Hydrogen peroxide: a feed-forward dilator that couples myocardial metabolism to coronary blood flow. *Arterioscler Thromb Vasc Biol*. 2006;26:2614-2621.

18. Rogers PA, Chilian WM, Bratz IN, et al. H_2O_2 activates redox- and 4-aminopyridine-sensitive Kv channels in coronary vascular smooth muscle. *Am J Physiol Heart Circ Physiol*. 2007;292:H1404-H1411.

19. Rogers PA, Dick GM, Knudson JD, et al. H_2O_2-induced redox-sensitive coronary vasodilation is mediated by 4-aminopyridine-sensitive K^+ channels. *Am J Physiol Heart Circ Physiol*. 2006;291:H2473-H2482.

20. Rocic P, Kolz C, Reed R, et al. Optimal reactive oxygen species concentration and p38 MAP kinase are required for coronary collateral growth. *Am J Physiol Heart Circ Physiol*. 2007;292:H2729-H2736.

21. Pung YF, Rocic P, Murphy MP, et al. Resolution of mitochondrial oxidative stress rescues coronary collateral growth in Zucker obese fatty rats. *Arterioscler Thromb Vasc Biol*. 2012;32:325-334.

22. Morino K, Petersen KF, Dufour S, et al. Reduced mitochondrial density and increased IRS-1 serine phosphorylation in muscle of insulin-resistant offspring of type 2 diabetic parents. *J Clin Invest*. 2005;115:3587-3593.

23. Kelley DE, He J, Menshikova EV, et al. Dysfunction of mitochondria in human skeletal muscle in type 2 diabetes. *Diabetes*. 2002;51:2944-2950.

24. Diamant M, Lamb HJ, Groeneveld Y, et al. Diastolic dysfunction is associated with altered myocardial metabolism in asymptomatic normotensive patients with well-controlled type 2 diabetes mellitus. *J Am Coll Cardiol*. 2003;42:328-335.

25. Kim JA, Wei Y, Sowers JR. Role of mitochondrial dysfunction in insulin resistance. *Circ Res*. 2008;102:401-414.

26. Ritov VB, Menshikova EV, He J, et al. Deficiency of subsarcolemmal mitochondria in obesity and type 2 diabetes. *Diabetes*. 2005;54:8-14.

27. Shen X, Zheng S, Metreveli NS, et al. Protection of cardiac mitochondria by overexpression of MnSOD reduces diabetic cardiomyopathy. *Diabetes*. 2006;55:798-805.

28. Hausenloy DJ, Yellon DM. New directions for protecting the heart against ischaemia-reperfusion injury: targeting the reperfusion injury salvage kinase (RISK)-pathway. *Cardiovasc Res*. 2004;61:448-460.

29. Griffiths EJ, Halestrap AP. Mitochondrial non-specific pores remain closed during cardiac ischaemia, but open upon reperfusion. *Biochem J*. 1995;307:93-98.

30. Zhao ZQ, Morris CD, Budde JM, et al. Inhibition of myocardial apoptosis reduces infarct size and improves regional contractile dysfunction during reperfusion. *Cardiovasc Res*. 2003;59:132-142.

31. Yellon DM, Baxter GF. Reperfusion injury revisited: is there a role for growth factor signaling in limiting lethal reperfusion injury? *Trends Cardiovasc Med*. 1999;9:245-249.

32. Guarini G, Huqi A, Capozza P, et al. Therapy against ischemic injury. *Curr Pharm Des*. Dec 21, 2012. Epub ahead of print.

33. Davidson SM, Hausenloy D, Duchen MR, et al. Signalling via the reperfusion injury signalling kinase (RISK) pathway links closure of the mitochondrial permeability transition pore to cardioprotection. *Int J Biochem Cell Biol*. 2006;38:414-419.

34. Abdallah Y, Gkatzoflia A, Gligorievski D, et al. Insulin protects cardiomyocytes against reoxygenation-induced hypercontracture by a survival pathway targeting SR Ca^{2+} storage. *Cardiovasc Res*. 2006;70:346-353.

35. Di Lisa F, Canton M, Carpi A, et al. Mitochondrial injury and protection in ischemic pre- and post-conditioning. *Antioxid Redox Signal*. 2011;14:881-891.

36. Piot C, Croisille P, Staat P, et al. Effect of cyclosporine on reperfusion injury in acute myocardial infarction. *N Engl J Med*. 2008;359:473-481.

37. Hausenloy DJ, Yellon DM. Reperfusion injury salvage kinase signalling: taking a RISK for cardioprotection. *Heart Fail Rev*. 2007;12:217-234.
38. Matsui T, Tao J, del Monte F, et al. Akt activation preserves cardiac function and prevents injury after transient cardiac ischemia in vivo. *Circulation*. 2001;104:330-335.
39. Bell RM, Yellon DM. Atorvastatin, administered at the onset of reperfusion, and independent of lipid lowering, protects the myocardium by up-regulating a pro-survival pathway. *J Am Coll Cardiol*. 2003;41:508-515.
40. Pelosi L, Giacinti C, Nardis C, et al. Local expression of IGF-1 accelerates muscle regeneration by rapidly modulating inflammatory cytokines and chemokines. *FASEB J*. 2007;21:1393-1402.
41. Yang XM, Philipp S, Downey JM, et al. Atrial natriuretic peptide administered just prior to reperfusion limits infarction in rabbit hearts. *Basic Res Cardiol*. 2006;101:311-318.
42. Calvillo L, Latini R, Kajstura J, et al. Recombinant human erythropoietin protects the myocardium from ischemia-reperfusion injury and promotes beneficial remodeling. *Proc Natl Acad Sci U S A*. 2003;100:4802-4806.
43. Wright GL, Hanlon P, Amin K, et al. Erythropoietin receptor expression in adult rat cardiomyocytes is associated with an acute cardioprotective effect for recombinant erythropoietin during ischemia-reperfusion injury. *FASEB J*. 2004;18:1031-1033.
44. Bianchi P, Kunduzova O, Masini E, et al. Oxidative stress by monoamine oxidase mediates receptor-independent cardiomyocyte apoptosis by serotonin and postischemic myocardial injury. *Circulation*. 2005;112:3297-3305.
45. Morin D, Assaly R, Paradis S, et al. Inhibition of mitochondrial membrane permeability as a putative pharmacological target for cardioprotection. *Curr Med Chem*. 2009;16:4382-4398.
46. Camara AK, Lesnefsky EJ, Stowe DF. Potential therapeutic benefits of strategies directed to mitochondria. *Antioxid Redox Signal*. 2010;13:279-347.
47. Zuurbier CJ, Eerbeek O, Meijer AJ. Ischemic preconditioning, insulin, and morphine all cause hexokinase redistribution. *Am J Physiol Heart Circ Physiol*. 2005;289:H496-H499.
48. Zuurbier CJ, Smeele KM, Eerbeek O. Mitochondrial hexokinase and cardioprotection of the intact heart. *J Bioenerg Biomembr*. 2009;41:181-185.
49. Chen Q, Lesnefsky EJ. Depletion of cardiolipin and cytochrome c during ischemia increases hydrogen peroxide production from the electron transport chain. *Free Radic Biol Med*. 2006;40:976-982.
50. Node K, Kitakaze M, Sato H, et al. Role of intracellular Ca^{2+} in activation of protein kinase C during ischemic preconditioning. *Circulation*. 1997;96:1257-1265.
51. Cohen MV, Yang XM, Downey JM. Acidosis, oxygen, and interference with mitochondrial permeability transition pore formation in the early minutes of reperfusion are critical to postconditioning's success. *Basic Res Cardiol*. 2008;103:464-471.
52. Feissner RF, Skalska J, Gaum WE, et al. Crosstalk signaling between mitochondrial Ca^{2+} and ROS. *Front Biosci*. 2009;14:1197-1218.
53. Nakano A, Liu GS, Heusch G, et al. Exogenous nitric oxide can trigger a preconditioned state through a free radical mechanism, but endogenous nitric oxide is not a trigger of classical ischemic preconditioning. *J Mol Cell Cardiol*. 2000;32:1159-1167.
54. Sun JZ, Tang XL, Park SW, et al. Evidence for an essential role of reactive oxygen species in the genesis of late preconditioning against myocardial stunning in conscious pigs. *J Clin Invest*. 1996;97:562-576.
55. Andreyev AY, Kushnareva YE, Starkov AA. Mitochondrial metabolism of reactive oxygen species. *Biochemistry (Mosc)*. 2005;70:200-214.
56. Camara AK, Aldakkak M, Heisner JS, et al. ROS scavenging before 27 degrees C ischemia protects hearts and reduces mitochondrial ROS, Ca^{2+} overload, and changes in redox state. *Am J Physiol Cell Physiol*. 2007;292:C2021-C2031.
57. Aldakkak M, Camara AK, Heisner JS, Yang M, Stowe DF. Ranolazine reduces Ca^{2+} overload and oxidative stress and improves mitochondrial integrity to protect against ischemia reperfusion injury in isolated hearts. *Pharmacol Res*. 2011;64:381-392.
58. Chen Q, Hoppel CL, Lesnefsky EJ. Blockade of electron transport before cardiac ischemia with the

reversible inhibitor amobarbital protects rat heart mitochondria. *J Pharmacol Exp Ther*. 2006;316:200-207.
59. Lesnefsky EJ, Chen Q, Moghaddas S, et al. Blockade of electron transport during ischemia protects cardiac mitochondria. *J Biol Chem*. 2004;279:47961-47967.
60. Nadtochiy SM, Burwell LS, Brookes PS. Cardioprotection and mitochondrial S-nitrosation: effects of S-nitroso-2-mercaptopropionyl glycine (SNO-MPG) in cardiac ischemia-reperfusion injury. *J Mol Cell Cardiol*. 2007;42:812-825.
61. D'Alonzo AJ, Grover GJ, Darbenzio RB, et al. In vitro effects of capsaicin: antiarrhythmic and antiischemic activity. *Eur J Pharmacol*. 1995;272:269-278.
62. Hanley PJ, Ray J, Brandt U, et al. Halothane, isoflurane and sevoflurane inhibit NADH:ubiquinone oxidoreductase (complex I) of cardiac mitochondria. *J Physiol*. 2002;544:687-693.
63. Kawabata H, Ishikawa K. Cardioprotection by metformin is abolished by a nitric oxide synthase inhibitor in ischemic rabbit hearts. *Hypertens Res*. 2003;26:107-110.
64. Kang SM, Lim S, Song H, et al. Allopurinol modulates reactive oxygen species generation and Ca^{2+} overload in ischemia-reperfused heart and hypoxia-reoxygenated cardiomyocytes. *Eur J Pharmacol*. 2006;535:212-219.
65. McClellan KJ, Plosker GL. Trimetazidine. A review of its use in stable angina pectoris and other coronary conditions. *Drugs*. 1999;58:143-157.
66. Fantini E, Demaison L, Sentex E, et al. Some biochemical aspects of the protective effect of trimetazidine on rat cardiomyocytes during hypoxia and reoxygenation. *J Mol Cell Cardiol*. 1994;26:949-958.
67. Gambert S, Vergely C, Filomenko R, et al. Adverse effects of free fatty acid associated with increased oxidative stress in postischemic isolated rat hearts. *Mol Cell Biochem*. 2006;283:147-152.
68. Monteiro P, Duarte AI, Goncalves LM, et al. Protective effect of trimetazidine on myocardial mitochondrial function in an ex-vivo model of global myocardial ischemia. *Eur J Pharmacol*. 2004;503:123-128.
69. Kantor PF, Lucien A, Kozak R, et al. The antianginal drug trimetazidine shifts cardiac energy metabolism from fatty acid oxidation to glucose oxidation by inhibiting mitochondrial long-chain 3-ketoacyl coenzyme A thiolase. *Circ Res*. 2000;86:580-588.
70. Khan M, Meduru S, Mostafa M, Khan S, Hideg K, Kuppusamy P. Trimetazidine, administered at the onset of reperfusion, ameliorates myocardial dysfunction and injury by activation of p38 mitogen-activated protein kinase and Akt signaling. *J Pharmacol Exp Ther*. 2010;333:421-429.
71. Peng JJ, Ma ZM, Ren WL, et al. Clinical outcomes of trimetazidine in patients with acute ST segment elevation myocardial infarction without ST segment resolution after primary percutaneous coronary intervention. *Zhonghua Yi Xue Za Zhi*. 2009;89:1399-1401.
72. Labrou A, Giannoglou G, Zioutas D, et al. Trimetazidine administration minimizes myocardial damage and improves left ventricular function after percutaneous coronary intervention. *Am J Cardiovasc Drugs*. 2007;7:143-150.
73. Marzilli M. Does trimetazidine prevent myocardial injury after percutaneous coronary intervention? *Nat Clin Pract Cardiovasc Med*. 2008;5:16-17.
74. Fabiani JN, Ponzio O, Emerit I, et al. Cardioprotective effect of trimetazidine during coronary artery graft surgery. *J Cardiovasc Surg (Torino)*. 1992;33:486-491.
75. Tunerir B, Colak O, Alatas O, et al. Measurement of troponin T to detect cardioprotective effect of trimetazidine during coronary artery bypass grafting. *Ann Thorac Surg*. 1999;68:2173-2176.
76. Martins GF, Siqueira Filho AG, Santos JB, et al. Trimetazidine on ischemic injury and reperfusion in coronary artery bypass grafting. *Arq Bras Cardiol*. 2011;97:209-216.
77. Guarini G, Kolz CL, Pung YF, et al. Targeting mitochondrial DNA to reduce consequences of oxidative stress: role in the prevention of diabetic cardiomyopathy. *Circulation*. 2011;124:A18067. Abstract.
78. Guarini G, Kolz CL, Ohanyan VA, et al. Role of mitochondrial function and mitochondrial DNA integrity in coronary metabolic dilation. *Circulation*. 2010;122:A17047. Abstract.

心脏能量代谢调节：一种治疗策略

Mario Marzilli

摘要

缺血性心脏病和心力衰竭有共同的病理生理途径：心脏代谢障碍。正常条件下，心脏的大部分能量来源于游离脂肪酸的β-氧化。而健康心脏能够根据底物的可用性、营养状况和运动水平轻松“切换”底物。颇为矛盾的是，在长期重度缺血时，尽管乳酸生成率较高，但心肌仍继续从β-氧化获得大部分能量（50%~70%）。这种情况下，由于相互竞争，较高的脂肪酸氧化率抑制葡萄糖氧化。尽管完全氧化时每个脂肪酸分子产生的三磷酸腺苷（ATP）多于葡萄糖，但产生等量ATP所需要的氧较多。因此，对于一定的耗氧量，葡萄糖代谢更具有氧效率，其产生的ATP大约比脂肪酸多15%。这种情况中，脂肪酸氧化是不利的，因为其需要的氧气更多而产生的ATP更少，且产生的活性氧簇较多，进一步降低线粒体呼吸效率。在慢性心力衰竭患者中观察到了相似的情况，这些患者中，神经激素激活被认为是心脏脂肪酸供应增加从而导致心肌脂毒性的原因。考虑到这种代谢障碍，以重新平衡心肌代谢为目标的药理方法可能在多种心血管疾病患者的治疗中发挥重要的作用。本章，将进一步阐明曲美他嗪和雷诺嗪等代谢类药物在缺血性心脏病和慢性心力衰竭治疗中的作用。

引言

缺血性心脏病

过去30年中，由于药理和机械治疗的改进以及良好的宣教，全球心血管疾病的死亡率有所下降。尽管如此，冠状动脉疾病仍是西方国家最重要的死亡原因。在美国，2010年估计总人口中有780万例心绞痛患者（患病率3.2%）；稳定性心绞痛患者有50万例，约有2.2万例患者出院诊断为心绞痛。2013年，预计63.5万美国人新发冠心病，其中18%的新发冠心病患者之前存在长期心绞痛[1]。在欧洲，心绞痛的患病率与年龄有关：45~54岁男性患病率为2%~5%，60岁以上男性患病率为11%~20%。女性中这两个年龄段的心绞痛患病率分别为0.5%~1%和10%~14%[2]。心肌缺血通常归因于冠状动脉粥样硬化狭窄，其通过限制冠状动脉血流导致心肌代谢氧供需失衡。基于这一概念，抗缺血疗法将重点放在冠状动脉狭窄的机械清除和/或心脏做功及冠状动脉血流的药物调节上，或将二者同时作为重点。预期这些策略能够恢复适当的供需平衡，改善症状并延长生存期。遗憾的是，对现有证据的客观评价并未证实这些预期。实际上，有几项试验已报道尽管在经皮冠状动脉介入治疗（PCI）和冠状动脉旁路移植术（CABG）病例中冠状动脉血运重建均获成功，但30%以上的患者仍有心绞痛[3-5]。图20显示COURAGE试验（血运重建和强化药物治疗的临床结果评价）中PCI后仍有心绞痛的患者百分比[3]。

实现最佳药物治疗和成功血运重建后仍存在的预期外心绞痛患病率带来大量具有挑战性的问题：已接受PCI/CABG的患者的持续心绞痛应如何处理？哪些药物可用于不存在冠状动脉狭窄患者的心绞痛治疗？开发大多数现有抗心绞痛药物的目的是消除血流限制性狭窄的影响，药物疗效主要归因于在冠状动脉血流储备减少情况下增加冠状动脉血流或减少心肌需氧量的能力。但这些药物尚未在已消除血流限制性狭窄的患者中进行试验。持续性心绞痛与缺血性心脏病（IHD）的复杂病理生理学之间的临床相关性[6]在心脏病学组织团体中得到越来越多认可[7]，其突显了传统抗心绞痛方法的局限性和对创新药物的需求。

心力衰竭

和IHD一样，心力衰竭管理的传统模式着重缓解左室收缩功能障碍引发的血液动力学改变。神经激素激活的药理学调节以及最近的心脏再同步治疗已显示出逆转心室重构和减缓疾病进展的潜力。尽管已取得这些进步，心力衰竭治疗仍面临挑战，在美国，心力衰竭住院率超过100万人次/年，每年的心力衰竭相关死亡例数持续上升[1]。利用心脏移植或其他外科手术期间获取的人心肌活检标本得到的早期数据证明衰竭心脏的ATP水平比对照组低大约30%，这表明心力衰竭也是一种代谢性疾病[8]。

心力衰竭和缺血性心脏病：一个代谢问题

近年来，我们对心脏能量代谢在心肌缺血和心力衰竭发病机制中的作用的理解取得重大进展，本书前几个章节已进行清晰阐述。更好地理解与IHD和心力衰竭相关的代谢障碍正逐渐转化为新的治疗机会。

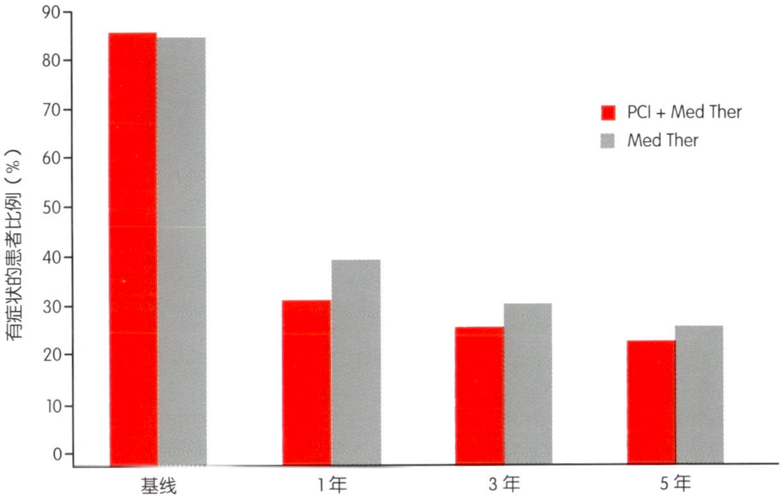

图20. COURAGE（血运重建和强化药物治疗临床结果评价）中冠状动脉血运重建和最佳药物治疗后的心绞痛患病率。根据参考文献3中的数据：Boden WE et al.N Engl J Med.2007;356:1503-1516.

缩写：Med Ther，药物治疗；PCI，经皮冠状动脉介入治疗。

简言之，我们了解到，健康心脏的大部分能量来源于游离脂肪酸（FFA）途径，约占能量（ATP）生成的三分之二，其余能量来源于葡萄糖氧化和乳酸。而健康心脏能根据底物的可用性、营养状况和运动水平轻松“切换”底物。轻至中度心肌缺血期间，心肌细胞会加速葡萄糖摄取，生成足够的ATP，从而维持离子梯度和钙稳态。颇为矛盾的是，在长期重度缺血时，尽管乳酸生成率较高，但心肌仍继续从β-氧化获得大部分能量（50%~70%）。这种情况下，由于相互竞争，较高的脂肪酸氧化率进一步抑制葡萄糖氧化（Randle现象）。尽管在完全氧化时每个脂肪酸分子产生的ATP多于葡萄糖，但生成等量ATP所需的氧较多。因此，对一定的耗氧量，葡萄糖代谢更具有氧效率，其产生的ATP大约比脂肪酸多15%。这种情况下，脂肪酸氧化是不利的，因为其需要的氧气更多而产生的ATP较少，且产生的活性氧簇（ROS）较多，进一步降低线粒体呼吸效率。这些代谢变化导致细胞平衡紊乱，膜结构改变，最终细胞死亡。

心力衰竭病例中，FFA的血液浓度增加，其原因在于儿茶酚胺激活了脂解作用，以及过氧化物酶体增殖物激活受体引起与FFA利用相关基因的表达上调。此外，FFA可促进自身的摄取和氧化，一定程度上通过直接抑制丙酮酸脱氢酶拮抗葡萄糖、乳酸和丙酮酸的摄取。FFA对线粒体的作用包括细胞呼吸解偶联，导致ATP生成量降低和氧气损耗。因此，FFA血液水平升高可增加乳酸和质子积聚，降低细胞pH值，破坏细胞功能。血流中FFA浓度过高的其他后果包括钙调控受损、氧化应激、葡萄糖转运体4（GLUT-4）活性降低和心肌细胞凋亡[9]。

尽管心肌能量代谢异常与心力衰竭相关，但近期数据表明，心力衰竭本身可能在一定程度上通过神经激素激活促进代谢改变（例如，胰岛素抵抗），产生恶性循环，其中代谢异常进一步加重并加速心力衰竭。现有很多假设可解释能量代谢改变、胰岛素抵抗和心力衰竭之间的关联，包括：①神经激素激活，包括交感神经系统和肾素-血管紧张素-醛固酮系统；②炎症（如肿瘤坏死因子α及其可溶性受体水平增加所提示）；③体力活动减少导致骨骼肌功能和质量改变；④内皮功能障碍；⑤脂肪因子（例如脂连素和瘦素）增加；⑥药物加剧胰岛素抵抗（例如，通过利尿剂）。其中，神经激素激活目前仍是研究最充分、也很可能是导致心力衰竭患者代谢改变的最稳定的因素。心输出量慢性减少导致神经激素稳态激活不良，其特征包括交感神经系统和相互关联的肾素-血管紧张素-醛固酮系统的持续激活。除儿茶酚胺分泌增加，还可观察到心脏儿茶酚胺再摄取减少。儿茶酚胺水平升高对心脏具有直接不利影响，导致酶的损失显著（是弥漫性心肌损伤的一个指标），甚至在灌注液中不存在FFA的情况下可导致大量的氧气损耗。此外，去甲肾上腺素可促使冠状动脉收缩和血浆FFA水平升高，这进一步促使氧气损耗。因此，解决心力衰竭患者的代谢问题和改善心脏代谢可作为改善患者预后的潜在治疗目标。

心肌缺血和心力衰竭管理的新方法

鉴于这种生物化学背景，考虑将心脏能量代谢的药理学调节作为心肌缺血和心力衰竭的新型治疗方法似乎符合逻辑。心脏能量代谢的优化主要是促进心脏葡萄糖氧化和抑制脂肪酸β-氧化。已有研究证明这可强化心脏功能，防止心肌组织缺血再灌注损伤，并且可减缓病情向慢性心力衰竭进展。可直接通过二氯乙酸盐等制剂或通过噻唑烷二酮类或卡维地洛等药物增加碳水化合物代谢，前者可直接激活丙酮酸脱氢酶，从而增加丙酮酸的氧化，后者可增加胰岛素敏感性。或可采用以下三种主要策略中的一种降低脂肪酸氧化速率[6]：①降低血中FFA的水平和/或心肌细胞的FFA摄取量，例如，应用葡萄糖、胰岛素和钾进行治疗；②通过抑制肉毒碱棕榈酰基转移酶CPT-1或CPT-2来抑制线粒体摄取脂肪酸；或③直接抑制参与脂肪酸氧化的酶。

葡萄糖氧化的强化策略

葡萄糖－胰岛素－钾溶液

采用代谢方法治疗IHD起源于19世纪早期，当时发现给予糖可缓解患者的胸痛。后来，发现急性心肌梗死（AMI）的患者在胸痛发作30分钟内FFA的血浆水平偏高，输注葡萄糖-胰岛素-钾（GIK）溶液可使其降低。在AMI动物模型中，早期给予GIK与心肌氧摄取率降低、恶性心律失常减少及心肌梗死面积缩小相关。实际上，有数项研究证明缺血心肌利用糖酵解代谢可保持心肌活性。糖酵解可特异性支持细胞膜功能，从而维持钠和钙的稳态。这种作用可通过给予GIK溶液实现。已有研究证明GIK溶液可产生多种不同作用，例如使梗死面积减少，超微结构损伤减少，收缩功能改善，室性心律失常风险降低，尤其是其在与溶栓治疗联用时作用更明显。尽管获得了这些有前景的结果，强调了缺血期间GIK给药时间的重要性，但多年以来只有一项临床试验，即急诊治疗时初始评估和治疗期间的即刻心肌代谢增强（IMMEDIATE）试验，探讨了与急性冠脉综合征症状出现后最初关键的几个小时内（本阶段FFA水平升高）给予GIK相关的获益。该研究表明，与葡萄糖安慰剂相比，入院前静脉给予GIK的患者心搏骤停和院内死亡的复合发生率更低[10]。

胰岛素葡萄糖输注治疗糖尿病性急性心肌梗死（DIGAMI）试验和DIGAMI-2试验专门探讨了GIK在AMI期间保护心脏组织的能力。DIGAMI表明，最初24小时内使用输注方案实现较好的血糖控制与1年死亡率降低相关（输注组为18.6%，对照组为26.1%；死亡率相对降低29%；P=0.027）。Malmberg对DIGAMI的患者进行了平均3.4年的随访（范围1.6~5.6年），发现与GIK输注相关的获益可持续存在[11]。然而，该研究中发现的总体获益是入院时院内降低葡萄糖水平的早期获益与出院后皮下胰岛素应用3个月实现较好血糖控制的综合结果。继DIGAMI之后，研究人员开展了其他大型多中心随机试验，讨论了GIK溶液诱导心肌保护的能力[12-14]。DIGAMI-2是一项国际试验，涉及3000名参与者，试验设计与DIGAMI相似，入组人员患有已知糖尿病或初始血糖浓度＞11 mM/L（198 mg/dL），因AMI就诊且症状持续时间不足24小时。将研究参与者随机分为三组：第一组患者接受至少24小时的葡萄糖/胰岛素输注，然后采用皮下注射胰岛素治疗；第二组患者使用葡萄糖/胰岛素进行至少24小时急救治疗，然后恢复常规治疗；第三个干预组仅接受常规治疗。然而，由于招募缓慢且三组之间仅长期糖化血红蛋白浓度存在微小差异，因此研究提前结束。平均随访时间为1.94年。未发现第一组与第二组的死亡率存在差异，而第三组死亡率略低。第二组和第三组脑卒中和再梗死发生率相似，第一组再梗死发生率略高，呈现边界显著性趋势

（P=0.07）。此外，第一组心血管死亡人数不高于第二组和第三组。作者得出的结论是，研究结果并不支持以下主要假设：长期强化胰岛素急救治疗策略延长心肌梗死后2型糖尿病患者的生存期，也不支持以下次要假设：就诊时采用葡萄糖-胰岛素输注治疗会改善患者结局[15]。

最近，对1966年至2008年期间开展的考察GIK溶液在AMI患者中作用的16项随机试验进行了荟萃分析，最终分析中纳入了28 374例患者。GIK组中共有1 367例（9.6%）死亡，对照组中有1 351例（9.6%）死亡。荟萃分析并未揭示出GIK治疗有任何益处。对接受高剂量GIK的患者和未获得再灌注的患者进行的亚组分析也未证明患者从GIK治疗获得任何益处[16]。总体而言，没有确切的证据支持在临床实践中使用GIK溶液；然而，应该认识到的一点是，胰岛素本身具有很多特性（即血管扩张性[17]、抗炎性[18]、抗氧化性[19]、正性肌力性[20]、促存活性[21]和抗纤维蛋白溶解性[22]），可在心肌保护和受损心肌缺血后恢复中发挥重要作用。实际上，研究人员已经提出了胰岛素的一个作用，即胰岛素不依赖其代谢调节特性而诱导心肌保护[23]。相应地，近期发表的一项随机对照试验表明，就术后心肌功能和肌钙蛋白释放而言，在接受CABG的患者中，维持血糖正常的同时给予葡萄糖胰岛素溶液是有益的[24]。尚需要进一步研究证实胰岛素的广泛有益作用。

肉碱棕榈酰基转移酶抑制剂

另一个可能的葡萄糖氧化强化策略需要使用能抑制线粒体摄取FFA的制剂（通过抑制CPT-1或CPT-2等酶载体来实现）。这种情况下，哌克昔林（一种可逆性CPT-1抑制剂[25]）首先作为抗心绞痛药物出现[26]。最近，除改善心绞痛之外，有研究还在动物模型中证明哌克昔林能够减轻与心肌缺血相关的舒张期张力增加[8]并改善心肌效率[27]。尽管存在这些潜在有利作用，但哌克昔林对心力衰竭患者的心肌和血液动力学的直接影响尚不清楚。此外，其与不常见但严重的肝毒性和神经疾病之间的相关性削弱了哌克昔林长期给药的临床意义，这种相关性导致有必要定期监测血浆水平，并且使哌克昔林相对禁用于肝或肾功能障碍患者[28]。

减少游离脂肪酸氧化

多年前，Oliver及其同事提出了这样一个概念，即抑制血浆中非酯化脂肪酸进而抑制心肌脂肪酸摄取及氧化可减少AMI或运动诱发心绞痛期间的缺血性损伤及室性心律失常。20世纪80年代，经证明，使用羟苯甘氨酸直接抑制脂肪酸向线粒体转运可增加葡萄糖氧化并减少乳酸生成，使稳定型心绞痛患者症状得到缓解，由此这种概念得到了进一步延伸。缺血心肌代谢性保护的概念不断演变，近来又得到临床研究的支持。实际上，代谢性心肌保护似乎与以下各项有关：①葡萄糖氧化改善；②FFA氧化削弱；③通过避免ROS和Ca^{2+}超载的骤升，再灌注时线粒体呼吸逐渐恢复。与这些心肌保护机制相关假设一致，一些研究已证明只有能够诱导pH值恢复显著延迟的方案才能提供心肌保护。此外，pH值恢复延迟与心肌挽救程度之间的密切相关性已得到证明[29]。糖酵解与葡萄糖氧化偶联的有益作用可解释曲美他嗪和雷诺嗪等抗缺血性脂肪酸氧化抑制剂的疗效。这一点可从关键的糖酵解酶与两种存活-促进膜结合泵（survival-promoting membrane-bound pump）[即钠钾ATP酶和肌质网钙摄取泵（SERCA）]活性之间在亚细胞水平的关联中获得解释。实际上，已有研究证明，通过代谢性药物可减少脂肪酸氧化并增加葡萄糖和乳酸的燃烧速率，从而将缺血引发的心脏代谢紊乱降至最低。与此一致，随着心肌脂肪酸氧化的直接抑制剂（尤其是曲美他嗪和雷诺嗪）的出现，代谢疗法取得了巨大进展[30]。

曲美他嗪

曲美他嗪是第一个也是多年时间里同类产品中唯一的注册药物，全球超过80个国家均有销售。当时研究者首先确定曲美他嗪有抗心绞痛疗效，之后才发现它是通过抑制心肌脂肪酸氧化来发挥作用[30,31]。初始临床前研究在多种心肌缺血和再灌注模型中证明曲美他嗪具有心肌保护作用[32]。最近，Kantor等表明，曲美他嗪可特异性抑制3-酮酰基辅酶A（CoA）硫解酶的长链活性；该酶通常称为3-KAT。3-KAT酶使用长链3-酮脂酰CoA作为底物，催化脂肪酸β-氧化的终端反应，生成乙酰辅酶A。在临床相关浓度下，曲美他嗪不会抑制3-KAT的短链或中链活性。这些结果表明，曲美他嗪通过抑制3-KAT发挥作用，降低线粒体基质中还原型烟酰胺腺嘌呤二核苷酸（NADH）/氧化型烟酰胺腺嘌呤二核苷酸（NAD^+）比例以及乙酰辅酶A/游离辅酶A比例。这样可以消除对磷酸脱氢酶的抑制，增加葡萄糖氧化速率。实际上，在大鼠工作心脏模型中，尽管曲美他嗪仅轻微降低了脂肪酸氧化速率，但显著增加了葡萄糖氧化速率[33,34]。最近开展的一项涉及近2万例心绞痛患者的荟萃分析发现，在改善运动耐量和/或临床参数方面，无论是采用单药治疗还是联合治疗，曲美他嗪都与钙通道阻滞剂、长效硝酸盐、尼可地尔或雷诺嗪一样有效（图21）[35]。已有多项临床试验证明了这种代谢性药物在钙通道阻滞剂难以治愈的心绞痛患者中的疗效，并支持在诸如β-阻滞剂或硝酸盐等经典血液动力学药物中加用这种代谢性药物会使患者有更佳获益。曲美他嗪在心绞痛联合治疗中的应用（TACT）研究对曲美他嗪与血液动力学药物（β-阻滞剂或长效硝酸盐）联用的有效性和可接受性进行了试验[36]。这项随机、安慰剂对照研究入组了177例对硝酸盐或β-阻滞剂具有耐药性的稳定型心绞痛患者。1周筛选期后（W0），两次阳性运动测试（定义为J点后ST段压低1 mm 80毫秒伴心绞痛或1.5 mm不伴心绞痛）持续时间差异小于10%的患者随机接受曲美他嗪（20 mg，每日3次；n=90）或安慰剂治疗（n=87）。治疗12周后（W12）

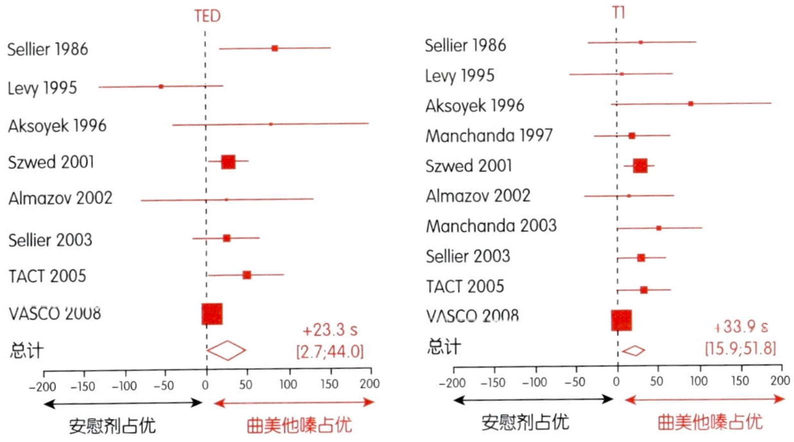

图21. 曲美他嗪的总体抗缺血和抗心绞痛疗效。根据参考文献35中的数据：Danchin N et al.Cardiology.2011;120:59-72.

缩写：TED，总运动持续时间；T1，至1 mm ST段压低的时间。

进行最终运动测试。通过运动测试持续时间、至ST段压低1 mm的时间、至心绞痛发作的时间、平均心绞痛发作次数、平均短效硝酸盐消耗量和心率血压乘积进行疗效评估。治疗12周后，曲美他嗪组的运动测试持续时间显著增加，至ST段压低1 mm的时间和至心绞痛发作的时间也显著增加。曲美他嗪组平均每周心绞痛发作次数持续减少，平均每周短效硝酸盐消耗量也持续减少。与对照组相比，曲美他嗪加β-阻滞剂或长效硝酸盐显著改善了运动负荷试验参数和心绞痛症状。VASCO心绞痛研究中也观察到了相似的结果。该研究是一项随机、双盲、安慰剂对照试验，采用运动试验参数评估了标准剂量和高剂量（70 mg/d和140 mg/d）曲美他嗪缓释剂在接受阿替洛尔背景治疗（50 mg/d）的有症状的慢性IHD患者中抗心绞痛的疗效和安全性[37]。VASCO心绞痛研究证实了标准剂量和高剂量曲美他嗪在接受β-阻滞剂背景治疗的慢性稳定型心绞痛患者中改善运动诱发性心肌缺血和心脏功能容量的疗效和耐受性[37]。此外，其他研究也支持使用曲美他嗪改善稳定型IHD患者的临床表现。实际上，研究发现曲美他嗪长期给药后，患者平均每周心绞痛发作次数减少，平均每周短效硝酸盐消耗量减少，生活质量改善，慢性心力衰竭主要临床表现的严重程度降低，以及心功能分级降低[38-40]。此外，研究已证明曲美他嗪在男性和女性中的疗效相似，使得这种代谢性心肌保护制剂可被推荐用于任一性别的IHD患者[41,42]。曲美他嗪还被证明可为接受CABG或PCI的患者提供心肌保护作用[35,43]。

研究人员对17项试验进行了荟萃分析，这些试验共涉及955例慢性心力衰竭患者应用曲美他嗪和安慰剂治疗的比较[44]。结果表明，曲美他嗪与标准疗法联用与左心室收缩末期容积显著减少、左心室射血分数显著增加（图22）以及心功能的美国纽约心脏病学会分级和运动持续时间改善相关。更重要的是，曲美他嗪对包括住院治疗在内的全因死亡和心血管事件具有防护作用。

最近，Fragasso等在一个慢性心力衰竭患者队列中对曲美他嗪对患病率和死亡率的长期影响进行了回顾性评价[45]。在这项国际多中心回顾性队列研究中，研究者对669例患者的数据进行了分析。由于最佳药物治疗剂量上调后心力衰竭症状仍持续存在，共362例慢性心力衰竭患者接受曲美他嗪治疗，而其余患者继续单用常规慢性心力衰竭治疗。Kaplan-Meier总体死亡率分析显示曲美他嗪组患者生存率改善11.3%（P=0.015），对心血管死亡进行分析时也发现患者生存率改善8.5%（P=0.050）。Cox总体死亡率回归分析显示曲美他嗪治疗的患者风险显著降低，风险比（HR）为0.189[95%置信区间（CI），0.017-0.454；P=0.0002]。对于各种心血管死亡原因，曲美他嗪也具有良好的风险降低作用（HR，0.072；95% CI，0.019-0.268；P=0.0001）。研究第5

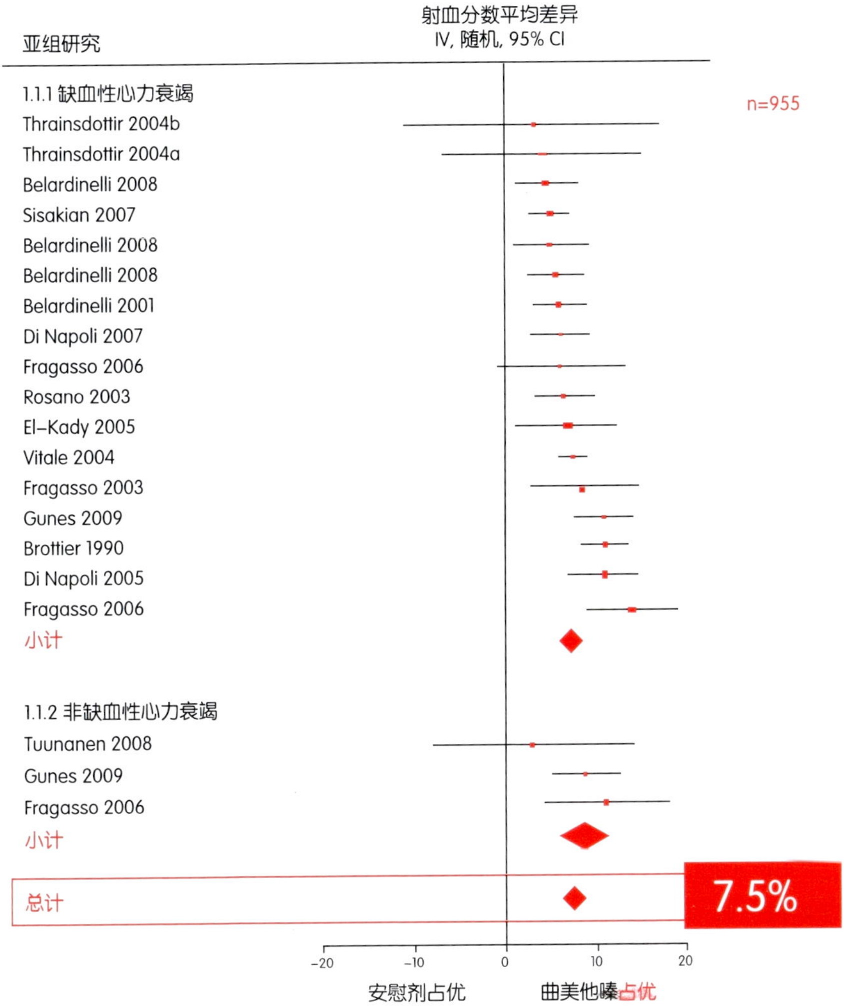

图22. 曲美他嗪与标准疗法联用在心力衰竭患者中的有益作用。依据参考文献44：Gao D et al.Heart.2011;97:278-286.© 2010, BMJ Publishing Group Ltd & British Cardio- vascular Society.

年时，患者的心血管原因住院率降低10.4%（$P < 0.0005$），无住院生存时间增加7.8个月。研究者得出结论，对于慢性心力衰竭患者，曲美他嗪可有效降低死亡率和延长无事件生存期。慢性心力衰竭最佳药物治疗中增加曲美他嗪可改善慢性心力衰竭患者的长期生存率[45]。这项回顾性分析进一步证实了既往在慢性心力衰竭患者中开展的小型研究的结果，这些研究表明，与安慰剂相比，曲美他嗪可改善患者的左心室功能、运动能力和心功能的美国纽约心脏病学会分级。此外，研究还发现曲美他嗪联合运动锻炼可使慢性心力衰竭患者的心功能容量、左心室射血分数和内皮依赖性血管舒张出现更大改善[46]。

雷诺嗪

雷诺嗪是一种哌嗪，结构上与曲美他嗪相似。它是最近推出的药物，且已有研究证明其无论是单用还是与传统抗心绞痛药物联用，在慢性IHD患者中均有效[47-49]。药理学研究表明，雷诺嗪可抑制FFA氧化，然而，其有效性的基础极可能与抑制晚钠通道电流进而产生有益的下游效应（例如氧化应激减弱）有关[50-51]。有研究证明雷诺嗪总体上对冠状窦血流、心脏耗氧量、血压和心率没有影响。然而，使用雷诺嗪后FFA的心脏摄取量似乎减少。雷诺嗪对心脏中谷氨酸盐、丙氨酸和柠檬酸盐的交换以及对任何代谢物的动脉血浓度没有直接影响[52]。

随机临床试验已经证明使用雷诺嗪可改善患者的运动能力并减少心绞痛发作次数。在接受择期冠状动脉血管成形术的患者中，有研究证明雷诺嗪可减少围手术期心肌梗死[53]。此外，在有心肌缺血、心绞痛但无阻塞性动脉狭窄证据的女性中，雷诺嗪可改善患者的生活质量、心绞痛稳定性和心肌灌注储备指数[54]。这些治疗获益不伴有使用传统抗心绞痛药物时观察到的血液动力学影响[55]。晚钠通道电流以及其他离子电流抑制在雷诺嗪对IHD、心律失常和心力衰竭患者的潜在作用中发挥主要作用。尽管雷诺嗪具有QTc延长作用，但临床数据并未显示出患者心电图有尖端扭转倾向，该药物甚至在结构性心脏病患者中也表现出合理的安全性特征。尽管雷诺嗪的主要作用机制涉及晚钠电流抑制，但鉴于其具有调节心肌代谢的能力，其可能在慢性心力衰竭患者的治疗中发挥重要作用。在一个慢性心力衰竭动物模型中，雷诺嗪显著升高了左心室射血分数、左心室收缩峰值（dP/dt）和每搏输出量。

这些改善出现的同时，雷诺嗪并未对心率或体循环血压产生任何影响。雷诺嗪对正常犬左心室射血分数或左心室功能的任何其他指数都没有影响。雷诺嗪对正常犬没有任何血液动力学影响，这表明该药物对慢性心力衰竭患者没有任何正性肌力作用，主要通过优化心脏代谢来发挥作用[30]。此外，研究表明，在心力衰竭犬模型中，雷诺嗪与依那普利或美托洛尔联用可改善犬的左心室功能。在细胞水平上，雷诺嗪可影响组织形态测定参数，例如肥大、纤维化和毛细血管密度，也会影响病理性肥大和 Ca^{2+} 循环的基因表达[56]。

结论

鉴于代谢性药物具有不同的作用机制，建议将这些药物与经典抗心绞痛药物结合使用或者代替经典抗心绞痛药物。临床试验证明了这些药物在难治性心绞痛、慢性 IHD 患者中以及暴露于缺血再灌注损伤的患者中的疗效。此外，在心力衰竭患者中，代谢性药物可减缓疾病进展并改善患者预后。衰竭心脏和缺血心脏是急需能量的器官，因其依赖于低效的脂肪酸氧化。代谢性药物可通过诱导底物切换使心脏的氧气利用更高效。在心力衰竭或 IHD 患者中，通过这一机制及其他机制进行的细胞能量学调节具有改善心脏功能和减少症状的潜力，同时不依赖于血液动力学的改变和进一步神经激素调节。正因如此，通过这种方法发挥作用的药物极可能补充或替代——而不是模仿——现行疗法，因此可能为多种心血管疾病患者提供临床获益。现有证据充分证明了 2012 年美国心脏病学会 IHD 患者诊断治疗指南中所作的有关曲美他嗪的说明：在慢性稳定型心绞痛患者中，该药物可增加冠脉血流储备，从而延迟与运动相关的缺血发作，并减少每周心绞痛发作次数和每周硝酸甘油消耗量[57]。

译者：周玉杰　陶凌

参考文献

1. Go AS, Mozaffarian D, Roger VL, et al. Heart disease and stroke statistics—2013 update: a report from the American Heart Association. *Circulation*. 2013;127:e6-e245.

2. Fox K, Garcia MA, Ardissino D, et al. Guidelines on the management of stable angina pectoris: executive summary: the Task Force on the Management of Stable Angina Pectoris of the European Society of Cardiology. *Eur Heart J*. 2006;27:1341-1381.

3. Boden WE, O'Rourke RA, Teo KK, et al. Optimal medical therapy with or without PCI for stable coronary disease. *N Engl J Med*. 2007;356:1503-1516.
4. Writing Group for the Bypass Angioplasty Revascularization Investigation (BARI) Investigators. Five-year clinical and functional outcome comparing bypass surgery and angioplasty in patients with multivessel coronary disease. A multicenter randomized trial. *JAMA*. 1997;277:715-721.
5. Henderson RA, Pocock SJ, Clayton TC, et al. Seven-year outcome in the RITA-2 trial: coronary angioplasty versus medical therapy. *J Am Coll Cardiol*. 2003;42:1161-1170.
6. Marzilli M, Merz CN, Boden WE, et al. Obstructive coronary atherosclerosis and ischemic heart disease: an elusive link! *J Am Coll Cardiol*. 2012;60:951-956.
7. Pepine CJ, Douglas PS. Rethinking stable ischemic heart disease: is this the beginning of a new era? *J Am Coll Cardiol*. 2012;60:957-959.
8. Wolff AA, Rotmensch HH, Stanley WC, et al. Metabolic approaches to the treatment of ischemic heart disease: the clinicians' perspective. *Heart Fail Rev*. 2002;7:187-203.
9. Ashrafian H, Frenneaux MP, Opie LH. Metabolic mechanisms in heart failure. *Circulation*. 2007;116:434-448.
10. Selker HP, Beshansky JR, Sheehan PR, et al. Out-of-hospital administration of intravenous glucose-insulin-potassium in patients with suspected acute coronary syndromes: the IMMEDIATE randomized controlled trial. *JAMA*. 2012;307:1925-1933.
11. Malmberg K. Prospective randomised study of intensive insulin treatment on long term survival after acute myocardial infarction in patients with diabetes mellitus. DIGAMI (Diabetes Mellitus, Insulin Glucose Infusion in Acute Myocardial Infarction) Study Group. *BMJ*. 1997;314:1512-1515.
12. Yang YM, Zhu J, Tan HQ, et al. Effect of high dose glucose-insulin-potassium infusion in patients with acute ST-segment elevation myocardial infarction: analysis of 7510 patients in China as part of CREATE-ECLA study. *Zhonghua Yi Xue Za Zhi*. 2008;88:1806-1810.
13. Mehta SR, Yusuf S, Diaz R, et al. Effect of glucose-insulin-potassium infusion on mortality in patients with acute ST-segment elevation myocardial infarction: the CREATE-ECLA randomized controlled trial. *JAMA*. 2005;293:437-446.
14. Ceremużyński L, Budaj A, Czepiel A, et al. Low-dose glucose-insulin-potassium is ineffective in acute myocardial infarction: results of a randomized multicenter Pol-GIK trial. *Cardiovasc Drugs Ther*. 1999;13:191-200.
15. Malmberg K, Ryden L, Wedel H, et al. Intense metabolic control by means of insulin in patients with diabetes mellitus and acute myocardial infarction (DIGAMI 2): effects on mortality and morbidity. *Eur Heart J*. 2005;26:650-661.
16. Mamas MA, Neyses L, Fath-Ordoubadi F. A meta-analysis of glucose-insulin-potassium therapy for treatment of acute myocardial infarction. *Exp Clin Cardiol*. 2010;15:e20-24.
17. Yki-Jarvinen H, Utriainen T. Insulin-induced vasodilatation: physiology or pharmacology? *Diabetologia*. 1998;41:369-379.
18. Albacker T, Carvalho G, Schricker T, et al. High-dose insulin therapy attenuates systemic inflammatory response in coronary artery bypass grafting patients. *Ann Thorac Surg*. 2008;86:20-27.
19. Dandona P, Chaudhuri A, Ghanim H, et al. Use of insulin to improve glycemic control in diabetes mellitus. *Cardiovasc Drugs Ther*. 2008;22:241-251.
20. Cottin Y, Lhuillier I, Gilson L, et al. Glucose insulin potassium infusion improves systolic function in patients with chronic ischemic cardiomyopathy. *Eur J Heart Fail*. 2002;4:181-184.
21. Matsui T, Tao J, del Monte F, et al. Akt activation preserves cardiac function and prevents injury after transient cardiac ischemia in vivo. *Circulation*. 2001;104:330-335.
22. Stegenga ME, van der Crabben SN, Levi M, et al. Hyperglycemia stimulates coagulation, whereas hyperinsulinemia impairs fibrinolysis in healthy humans. *Diabetes*. 2006;55:1807-1812.
23. Sack MN, Yellon DM. Insulin therapy as an adjunct to reperfusion after acute coronary ischemia: a proposed direct myocardial cell survival effect independent of metabolic modulation. *J Am Coll Cardiol*. 2003;41:1404-1407.
24. Carvalho G, Pelletier P, Albacker T, et al. Cardioprotective effects of glucose and insulin administration

while maintaining normoglycemia (GIN Therapy) in patients undergoing coronary artery bypass grafting. *J Clin Endocrinol Metab*. 2011;96:1469-1477.
25. Kennedy JA, Horowitz JD. Effect of trimetazidine on carnitine palmitoyl transferase-1 in the rat heart. *Cardiovasc Drugs Ther*. 1998;12:359-363.
26. Cole PL, Beamer AD, McGowan N, et al. Efficacy and safety of perhexiline maleate in refractory angina. A double-blind placebo-controlled clinical trial of a novel antianginal agent. *Circulation*. 1990;81:1260-1270.
27. Klassen GA, Zborowska-Sluis DT, Wright GJ. Effects of oral perhexiline on canine myocardial flow distribution. *Can J Physiol Pharmacol*. 1980;58:543-549.
28. Barclay ML, Sawyers SM, Begg EJ, et al. Correlation of CYP2D6 genotype with perhexiline phenotypic metabolizer status. *Pharmacogenetics*. 2003;13:627-632.
29. Borutaite V, Mildaziene V, Brown GC, et al. Control and kinetic analysis of ischemia-damaged heart mitochondria: which parts of the oxidative phosphorylation system are affected by ischemia? *Biochim Biophys Acta*. 1995;1272:154-158.
30. Stanley WC. Partial fatty acid oxidation inhibitors for stable angina. *Expert Opin Investig Drugs*. 2002;11:615-629.
31. McClellan KJ, Plosker GL. Trimetazidine. A review of its use in stable angina pectoris and other coronary conditions. *Drugs*. 1999;58:143-157.
32. Vaillant F, Tsibiribi P, Bricca G, et al. Trimetazidine protective effect against ischemia-induced susceptibility to ventricular fibrillation in pigs. *Cardiovasc Drugs Ther*. 2008;22:29-36.
33. Kantor PF, Lucien A, Kozak R, et al. The antianginal drug trimetazidine shifts cardiac energy metabolism from fatty acid oxidation to glucose oxidation by inhibiting mitochondrial long-chain 3-ketoacyl coenzyme A thiolase. *Circ Res*. 2000;86:580-588.
34. Lopaschuk GD. Optimizing cardiac energy metabolism: how can fatty acid and carbohydrate metabolism be manipulated? *Coron Artery Dis*. 2001;12(Suppl 1):S8-S11.
35. Danchin N, Marzilli M, Parkhomenko A, et al. Efficacy comparison of trimetazidine with therapeutic alternatives in stable angina pectoris: a network meta-analysis. *Cardiology*. 2011;120:59-72.
36. Chazov EI, Lepakchin VK, Zharova EA, et al. Trimetazidine in Angina Combination Therapy—the TACT study: trimetazidine versus conventional treatment in patients with stable angina pectoris in a randomized, placebo-controlled, multicenter study. *Am J Ther*. 2005;12:35-42.
37. Vitale C, Spoletini I, Malorni W, et al. Efficacy of trimetazidine on functional capacity in symptomatic patients with stable exertional angina—the VASCO-angina study. *Int J Cardiol*. Nov 28, 2012. Epub ahead of print.
38. Grabczewska Z, Bialoszynski T, Szymanski P, et al. The effect of trimetazidine added to maximal anti-ischemic therapy in patients with advanced coronary artery disease. *Cardiol J*. 2008;15:344-350.
39. Marzilli M. Cardioprotective effects of trimetazidine: a review. Curr Med Res Opin. 2003;19:661-672.
40. Marzilli M. Does trimetazidine prevent myocardial injury after percutaneous coronary intervention? *Nat Clin Pract Cardiovasc Med*. 2008;5:16-17.
41. Danchin N. Clinical benefits of a metabolic approach with trimetazidine in revascularized patients with angina. *Am J Cardiol*. 2006;98:8J-13J.
42. Vasiuk Iu A, Shal'nova SA, Shkol'nik EL, et al. The PRIMA Study. Comparison of clinical effect of trimetazidine MR in men and women. *Kardiologiia*. 2011;51:11-15.
43. Martins GF, Siqueira Filho AG, Santos JB, et al. Trimetazidine on ischemic injury and reperfusion in coronary artery bypass grafting. *Arq Bras Cardiol*. 2011;97:209-216.
44. Gao D, Ning N, Niu X, Hao G, Meng Z. Trimetazidine: a meta-analysis of randomised controlled trials in heart failure. *Heart*. 2011;97:278-286.
45. Fragasso G, Rosano G, Baek SH, et al. Effect of partial fatty acid oxidation inhibition with trimetazidine on mortality and morbidity in heart failure: results from an international multicentre retrospective cohort study. *Int J Cardiol*. 2013;163:320-325.
46. Belardinelli R, Lacalaprice F, Faccenda E, et al. Trimetazidine potentiates the effects of exercise training in patients with ischemic cardiomyopathy referred for cardiac rehabilitation. *Eur J Cardiovasc Prev Rehabil*. 2008;15:533-540.

47. Chaitman BR, Pepine CJ, Parker JO, et al. Effects of ranolazine with atenolol, amlodipine, or diltiazem on exercise tolerance and angina frequency in patients with severe chronic angina: a randomized controlled trial. *JAMA*. 2004;291:309-316.
48. Rousseau MF, Pouleur H, Cocco G, et al. Comparative efficacy of ranolazine versus atenolol for chronic angina pectoris. *Am J Cardiol*. 2005;95:311-316.
49. Chaitman BR, Skettino SL, Parker JO, et al. Anti-ischemic effects and long-term survival during ranolazine monotherapy in patients with chronic severe angina. *J Am Coll Cardiol*. 2004;43:1375-1382.
50. Zhang XQ, Yamada S, Barry WH. Ranolazine inhibits an oxidative stress-induced increase in myocyte sodium and calcium loading during simulated-demand ischemia. *J Cardiovasc Pharmacol*. 2008;51:443-449.
51. Maier LS. A novel mechanism for the treatment of angina, arrhythmias, and diastolic dysfunction: inhibition of late I(Na) using ranolazine. *J Cardiovasc Pharmacol*. 2009;54:279-286.
52. Bagger JP, Botker HE, Thomassen A, et al. Effects of ranolazine on ischemic threshold, coronary sinus blood flow, and myocardial metabolism in coronary artery disease. *Cardiovasc Drugs Ther*. 1997;11:479-484.
53. Pelliccia F, Pasceri V, Marazzi G, et al. A pilot randomized study of ranolazine for reduction of myocardial damage during elective percutaneous coronary intervention. *Am Heart J*. 2012;163:1019-1023.
54. Mehta PK, Goykhman P, Thomson LE, et al. Ranolazine improves angina in women with evidence of myocardial ischemia but no obstructive coronary artery disease. *JACC Cardiovasc Imaging*. 2011;4:514-522.
55. Stone PH, Chaitman BR, Stocke K, et al. The anti-ischemic mechanism of action of ranolazine in stable ischemic heart disease. *J Am Coll Cardiol*. 2010;56:934-942.
56. Rastogi S, Sharov VG, Mishra S, et al. Ranolazine combined with enalapril or metoprolol prevents progressive LV dysfunction and remodeling in dogs with moderate heart failure. *Am J Physiol Heart Circ Physiol*. 2008;295:H2149-H2155.
57. Fihn SD, Gardin JM, Abrams J, et al. 2012 ACCF/AHA/ACP/AATS/PCNA/SCAI/STS guideline for the diagnosis and management of patients with stable ischemic heart disease: a report of the American College of Cardiology Foundation/American Heart Association Task Force on Practice Guidelines, and the American College of Physicians, American Association for Thoracic Surgery, Preventive Cardiovascular Nurses Association, Society for Cardiovascular Angiography and Interventions, and Society of Thoracic Surgeons. *Circulation*. 2012;126:e354-e471.